T. c. $\frac{29}{2}$

T. 2660.
~~33 F. d. a.~~

à conserver

LE CRI
DE LA NATURE,

EN FAVEUR

DES ENFANS NOUVEAUX NÉS;

OUVRAGE dans lequel on expose les regles diététiques que les femmes doivent suivre pendant leur grossesse, & pendant leurs couches; les avantages & les douceurs qu'elles trouveront à nourrir leurs enfans; & les dangers qu'elles courront, en ne se soumettant pas à cette loi naturelle.

ON y a joint un Précis historique de l'Inoculation, & plusieurs autres objets d'utilité publique.

PAR M. NICOLAS,

DOCTEUR en Philosophie & en Médecine de l'Université de Lorraine, de l'Académie Royale des Sciences, Arts & Belles-Lettres de Dijon, de celle de Nîmes, des Arcades de Rome, ci-devant Médecin Pensionnaire de la Ville du Buis en Dauphiné, actuellement Médecin à Grenoble.

Gratum est quòd patriæ civem, populoque dedisti,
Si facis ut patriæ fit idoneus, utilis agris. *Juv. Sat. xv.*

A GRENOBLE,

Chez la Veuve GIROUD, Imprimeur-Libraire du Parlement, à la Salle du Palais.

Et se vend A PARIS,

Chez la Veuve DESAINT, Libraire rue du Foin.
Et chez VINCENT, Libraire rue des Mathurins,
Hôtel de Clagny.

M. DCC. LXXV.

A MADAME

Madame DE MARCHEVAL,
Intendante de Dauphiné.

MADAME,

Réunir aux qualités les
plus rares du cœur, le
goût le plus décidé pour
les Sciences ; encourager les
talents, les animer ; mériter
par un patriotisme éclairé,
le titre glorieux de Citoyenne ;

être un des ornements de la société, & la meilleure des meres : tels sont les précieux avantages que chacun reconnoît en vous. Epouse chérie par un époux vertueux, bienfaisant, & cher à la Province dont il a l'administration ; adorée par des enfants, que vos soins ont conduits dans le monde, qui se félicite de les posséder ; vous connoissez, Madame, toute l'étendue des devoirs de la maternité, & vous daignez protéger un Ouvrage qui les

rappelle à qui pourroit l'en
avoir oublié. Cette protection est le plus heureux augure en faveur de ce Livre.
Mes voeux seront satis-
faits, si ma Patrie, si mes
Concitoyens le jugent digne
de leur suffrage.

J'ai l'honneur d'être avec
un profond respect,

MADAME,

Votre très-humble
& très-obéissant
serviteur,
NICOLAS, Medécin.

a iij

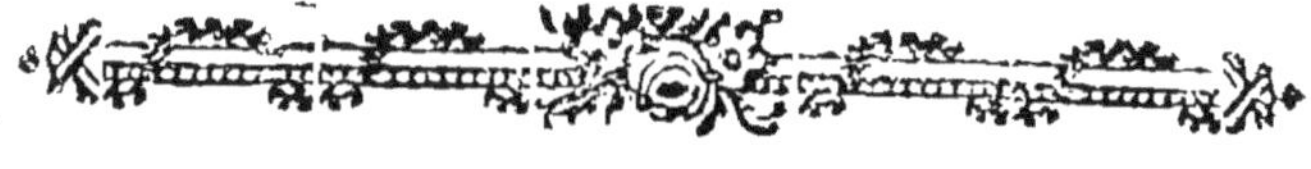

AVIS,

SUR CET OUVRAGE.

LA matiere dont je vais m'occuper est si importante, & l'on est si généralement convaincu de son utilité, que je crois pouvoir m'épargner la peine d'en fournir de nouvelles preuves dans une Préface, ou dans un Discours préliminaire; je ne présente ici qu'un sommaire de ce que les plus grands Médecins & autres Savants ont écrit sur l'obligation où les meres tendres & délicates sont de nourrir leurs enfants, & le résultat des observations que j'ai faites, en suivant leurs principes, pendant le cours de ma pratique, dans la Capitale & dans la Province. J'ai soumis aux regles prescrites dans ce livre, toutes les femmes qui m'ont consulté, celles que j'ai accouchées, ou qui m'ont donné leur confiance pendant leurs couches ; le fuccès a toujours répondu à mes efpérances. C'eft aux meres fenfibles que j'adreffe ce précis ; & j'efpere les trouver affez indulgentes, pour oublier les imperfections de mon ftile, en faveur du zele qui m'anime : leur bien, celui de leur poftérité, & celui de ma patrie, font les trois grands objets de mon travail. Puiffe cette differtation mériter d'être lue, & mes confeils d'être fuivis.

L'Inoculation venant d'éprouver parmi nous la révolution la plus heureufe, j'ai cru devoir ajouter à mon livre un traité racourci de cette opération, en faveur des Habitants des Campagnes, qui ne font point à portée de fe procurer les ouvrages qui en ont traité ex profeffo. Quelques obfervations que j'ai eu occafion de faire fur la Rougeole & la Péripneumonie Morbilleufe, m'ont auffi paru devoir être de quelqu'utilité pour les peres & les meres ; elles les prémuniront contre les abus dangereux dont leurs enfants pourroient être les victimes ; elles les engageront à recourir, dans le besoin, aux Ministres légitimes de santé, & à se méfier toujours de ces gens ignares & ineptes auxquels on accorde trop légérement la faculté de droguer les malades.

On trouvera enfin dans ce même volume des vues sur des établissements de Bureaux de Nourrices, à l'instar de celui de Paris, qu'on pourroit établir dans toutes les Capitales des Provinces, & dont on retireroit les plus grands avantages.

Il y a quelque temps que le corps de cet Ouvrage est composé, comm'on peut le voir par la date de l'approbation du Censeur ; la publicité en a été retardée par un enchaînement de circonstances, dont il seroit inutile d'entretenir le Lecteur : je le soumets aujourd'hui à sa censure ; & persuadé que les additions que j'y ai faites pourront lui être utiles, j'ose attendre de son équite qu'il me regardera moins comm'un Auteur à prétention, que comm'un Médecin qui aspire au titre d'Ami des Hommes.

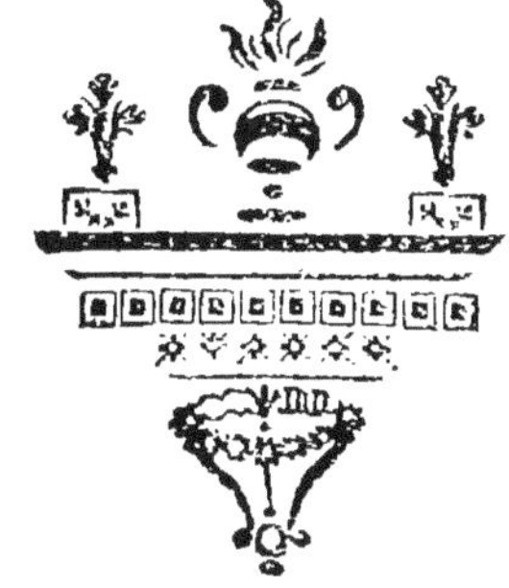

Faute d'impression à corriger.

A la pag. 164, au-dessus de ce titre, *Choix de l'une des trois méthodes usitées*, les mots *Article XV* ont été placés mal-à-propos ; retranchez-les.

LE CRI
DE LA NATURE,
En faveur des Enfants
nouveaux nés.

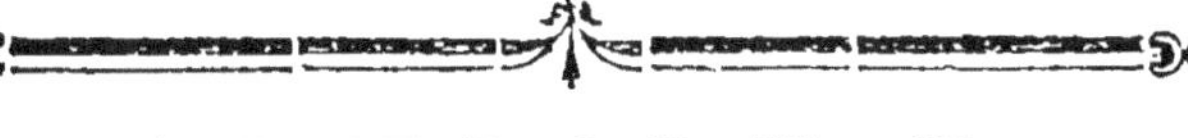

ARTICLE Ier.
Regles de conduite pour une Femme
enceinte.

AUSSI-TÔT qu'une femme est assurée d'avoir conçu, elle doit doublement chérir son existence, & veiller avec plus de soin encore à sa conservation. Dépositaire d'une créature nouvelle, dont la délicatesse & la fragilité sont extrêmes, la nature lui impose de régler toutes ses démarches, ses desirs, ses appétits, ses passions, sur les besoins de son fruit. Lorsqu'elle manque de ménagement, elle eſt coupable à la fois envers elle-même, envers les ſiens, envers la Société : l'intérêt de l'enfant qu'elle porte dans ſon ſein, eſt celui de la Patrie.

* * *

PREMIERE REGLE.

La Femme enceinte doit, autant qu'il eſt poſſible, habiter un air pur & tempéré.

QUOIQUE l'embryon ne reſpire pas dans le ſein de ſa mere, & qu'il paroiſſe à l'abri des injures de l'air, il ne reſſent pas moins les influences de ce fluide ; quelquefois même il eſt la malheureuſe victime de ſes intempéries : ſi l'air eſt trop froid, il contracte toute l'habitude du corps, condenſe nos liquides, ſupprime la tranſpiration ; delà peuvent naître des maladies très-dangereuſes, que toute perſonne feroit en état de prévenir, ſi l'on avoit la patience de réfléchir à tous les inconvénients auxquels des imprudences dans le régime, conduiſent tous les jours ceux qui paroiſſent avoir la plus heureuſe conſtitution. L'économie animale a beſoin d'une alternative de froid & de chaud, pour le maintien de cet heureux équilibre dans les fonctions vitales & animales, que l'on connoît généralement sous le nom de *santé*; mais il faut que le passage de la chaleur à la fraîcheur soit modéré : les extrêmités sont très-nuisibles, sur-tout aux femmes grosses.

La chaleur régle la quantité de la transpiration : lorsqu'elle est excessive, au lieu de porter dans les poumons, un aliment utile & nécessaire pour rafraîchir le sang, elle y porte au contraire le trouble & la confusion. Lorsqu'une femme enceinte habitera une air trop chaud, les pertes excessives qu'elle fera par la transpiration, influeront bientôt sur la vie de son enfent, dont les vaisseaux extrêmement foibles, perdront leur ressort, & ne pourront plus conduire, ni contenir le sang dans les voies de la circulation, à peine ébauchées : des engorgements opiniâtres, des dépôts lymphatiques, & mille autres accidents de cette nature, assailliront l'être naissant; souvent même, ils entraîneront sa destruction. La cha-
leur.

Une humidité excessive n'a pas des L'humi-
dité.

A ij

fuites moins funeftes : on doit en dire
autant des variations fubites de l'air.
Les femmes ont le plus grand intérêt
de s'en garantir ; c'eft pourquoi, celles qui en auront la commodité, choi-
firont un athmofphere convenable à la
force ou à la foibleffe de leur tempérament. Les climats trop vifs & trop
expofés aux vents du Nord, feroient
également dangereux pour celles qui
n'y font point accoutumées : telles
font les femmes opulentes des grandes
Villes, qui, habituées à une vie
molle & oifive, ne pourroient fupporter les rigueurs des faifons & des
frimats. Quant aux femmes de Campagne, comme elles ont été élevées
durement, dès leurs tendres années,
elles n'ont pas befoin de tous les mé-
nagements que nous recommandons
ici : peut-être même tant de précautions leur feroient nuifibles ; elles font
comme familiarifées avec le froid &
le chaud, le fec & l'humide. Heureufe éducation, qui les garantit de
mille infirmités qui femblent reléguées
parmi les femmes qui peuvent fe procurer toutes les commodités de la vie :
il faut ménager la fenfibilité de celles-
ci, flatter leurs goûts, étudier leurs

caprices, pour leur apprendre ce que, dans les Villages & les Hameaux, on ne tient que de la feule nature.

Lorfque les chaleurs font exceffives, & que les femmes enceintes en font incommodées, elles doivent, autant qu'elles le peuvent, fe retirer dans dés lieux frais ; obfervant de n'y entrer que dans un état de moiteur, jamais lorfqu'elles fuent beaucoup, & de n'y refter qu'autant de temps qu'il en faut, pour fe rafraîchir : elles prendront d'ailleurs les autres précautions requifes en pareil cas, & feront ufage des boiffons acidules & rafraîchiffantes, telles que la limonade cuite, l'eau de grofeilles, mais légere, &c. Précautions à prendre pendant les chaleurs.

Quand le froid eft violent, on doit entretenir dans les appartements un degré de chaleur modéré ; fi l'air eft trop humide & chargé d'exhalaifons, on fera bouillir des plantes aromatiques, pourvu néanmoins que leur odeur n'incommode point les femmes auxquelles on veut donner ce parfum, très-propre à reveiller l'ofcillation des fibres, & à leur redonner du ton.

La pureté de l'air n'eft pas moins indifpenfable à la femme & à fon enfant, que fa température : ce fluide eft mor- L'air que les femmes enceintes tel, quand il a perdu ſon reſſort. Tel eſt l'air qu'on reſpire dans les chambres échauffées par des poëles, ou par le charbon, dont la vapeur funeſte a donné la mort à bien de malheureux. On a eu à Paris & ailleurs, les exemples les plus frappants au ſujet de cette vapeur ; & il eſt cependant aſſez commun de voir le peuple s'y expoſer tous les jours : c'eſt un malheur attaché à l'indigence ; mais n'eſt-il aucun moyen de l'éviter ? C'eſt aux meres, jalouſes de mériter ce nom, à ne rien négliger pour cela ; leur vie y eſt intéreſſée, comme celle de leurs enfants.

Ainſi, quand la rigueur de l'hiver les oblige à ſe renfermer dans des appartements, qu'elles aient ſoin d'en renouveller l'air pluſieurs fois dans la journée, & de ne pas reſter dans l'inaction. Il leur eſt auſſi important que l'on ne répande point d'odeurs fortes dans ces appartements, comme *ſcellés :* les parfums de la premiere claſſe, tels que le muſc, l'ambre, *&c.* ont ſouvent produit ſur les femmes enceintes, les effets les plus pernicieux. Il eſt impoſſible de preſcrire à cet égard, des regles générales, les organes & les ſenſations ayant des variétés ſingulie-

res dans chaque individu : les odeurs
les plus suaves déplaifent fouvent à
quelques femmes, tandis qu'elles trouvent du plaifir à refpirer les plus défagréables : on peut dans certaines circonftances, rares, mais poffibles, avoir
quelqu'indulgence à cet égard.

C'eft ici le cas de m'élever contre
l'ufage abufif & pernicieux des chauf-
ferettes (1).

Je ne prétends point cependant con-
damner l'ufage de celles dont les dames fe fervent en hiver : le mal n'eft
que dans l'abus. Je pafferois les bor-

(1) Il eft des femmes qui, fous prétexte qu'*il fait
froid*, s'accroupiffent fur des terrines remplies de
braife. Cette manie abominable regne fur-tout parmi
le peuple, & dans les Campagnes, dont les femmes
fe retirent pendant le jour dans des étables ; là elles
refpirent à la fois, l'odeur qu'exhalent l'urine & les
excréments des animaux, & celles qu'elles répan-
dent chacune en particulier, à caufe de la malpropreté de leurs corps ou de leurs habits : prefque
immobiles fur une chaife, & n'agiffant, de tous leurs
membres, que les bras & la langue, elles hument
à loifir les miafmes putrides dont l'atmofphere de
ces Etables eft chargé, & reçoivent par les pores
de la peau, *&c.*......les vapeurs des charbons,
que leurs jupes ne laiffent point évaporer au-dehors.
Je fuis perfuadé que tous ces inconvénients procu-
rent beaucoup d'avortements dans les campagnes, &
dans les Villes même. Lorfqu'on entre dans ces ré-
duits, appellés *Veillées* par la populace, on eft
obligé, pendant quelques inftants, de fe boucher le
nez, & l'on fe fent repouffé comme par une main
invifible ; tant l'odeur eft fétide, & les miafmes
abondants.

nes que je me suis preſcrites dans ces inſtructions, ſi je m'étendois davantage ſur les inconvéniens auxquels on s'expoſe en reſpirant les odeurs fortes, & ſur-tout la vapeur du charbon. On pourra conſulter ſur ce ſujet, un de mes Ouvrages, intitulé *le Médecin de la Campagne*, ou *Encyclopédie médicale, chirurgicale & vétérinaire pratique*, 6 vol. in-8°., art. charbon, odeurs & vapeurs (1).

SECONDE REGLE.

La Femme enceinte doit être modérée ſur l'uſage des Aliments.

SI tous les hommes doivent s'obſerver à l'égard des ſubſtances dont ils ſe nourriſſent, les femmes enceintes ne ſauroient porter une attention trop ſcrupuleuſe ſur cet objet; il n'eſt point de goût, de fantaiſie, qu'elles ne doivent ſacrifier aux beſoins de l'enfant qu'elles portent dans leur ſein; il n'eſt point

____

(1) Cet Ouvrage auroit dû paroître ſous le titre que je lui avois donné; mais le Libraire qui l'imprima, ayant été obligé de ſubir la loi que lui impoſerent les acquéreurs de ſon édition, on crut que ce Livre feroit plus ſûrement fortune ſous la dénomination de *Nouveau Dictionnaire univerſel & raiſonné de Médecine*, &c.

d'excufe qui puiſſe les mettre à l'abri
des reproches d'inhumanité, lorſqu'el-
es veulent couvrir du prétexte de
groſſeſſe les bizarreries de leur imagination : tout le monde pourroit citer des anecdotes d'envies ſingulieres
de femmes groſſes ; & l'on ſait aſſez
juſqu'où peut aller leur caprice à cet
égard : les unes ont en horreur les mets
dont elles ſe nourriſſoient auparavant,
& ne deſirent que des choſes qui les
euſſent révoltées dans un autre temps ;
les autres ne peuvent ſouffrir que des
aliments dont l'uſage eſt toujours nuiſible dans l'état ſain, & qui ne peuvent
fournir qu'un chyle groſſier, ou nou-
rir très-peu, quelquefois point du tout,
& par conſéquent incommoder la mere
& l'enfant. Ces goûts paſſagers coûtent
ſouvent la vie au fœtus, ou lui pré-
parent, s'il voit jamais le jour, une vie
triſte & languiſſante : c'eſt ainſi que les
enfants portent ſouvent la peine qu'eût
mérite l'intempérance de leur mere.
C'eſt donc un devoir ſacré pour les
maris de ces femmes à appetits déſor-
donnés, de ne point les perdre de
vue, & de leur interdire abſolument
toutes les ſubſtances que leur goût dépravé pourroit leur faire deſirer.

On doit faire peu d'attention aux dégoûts des femmes enceintes, lorsqu'ils font légers : leur principe eſt dans la preſſion que les vaiſſeaux de la matrice, plus diſtendus qu'à l'ordinaire, font fur les nerfs de ce viſcére, qui ont rapport intime avec ceux dĕ l'eſtomac ; il ne peut arriver de changement dans l'état & le volume de la matrice, fans que l'eſtomac s'en reſſente, & fans que l'ordre des digeſtions ſoit troublé, parce que les fucs gaſtriques n'ont plus alors la même activité. Cette dépravation des digeſtions eſt la cauſe immédiate des dégoûts & des anorexies ou pertes d'appetit.

Dégoût des femmes.

Lorſque les dégoûts font exceſſifs, ou trop longs, les femmes prudentes ont befoin de facrifier leur répugnance pour les aliments, à la tendreſſe maternelle, & de s'efforcer de manger ; les maris & les Médecins doivent auſſi avoir un peu d'indulgence, ſe plier un peu aux goûts de la femme, & varier ſes mets, de maniere qu'elle ne tombe pas dans un excès (l'abſtinence) qui auroit des ſuites non moins funeſtes que l'intempérance : la joie que reſſent une femme qui peut ſe fatisfaire fur une envie, eft capable quelquefois de produire l'effet le plus falutaire, tant fur elle, que fur l'enfant. On donnera à ces femmes, les fucs acidules, tels que la limonade cuite, l'eau de grofeilles, de capres, les oranges & les fruits accides : le petit-lait & l'eau de poulet font très-recommandables.

Mais fi ces dégoûts font très-conftants, fi la femme a des naufées, & la langue couverte, le matin, d'un limon épais, il faut lui faire prendre un minoratif léger, avec une décoction de pulpe de caffe, ou de tamarin, dans une infufion très-légere de féné : les abforbants, tels que les yeux d'écreviffe, la Magnéfie blanche, *&c.* font indiqués, lorfque la malade a des aigreurs ou des rapports acides ; on pourra donner depuis demi gros, jufqu'à un gros de Magnéfie.

La nourriture des femmes ne doit pas être égale dans tous les temps de la groffeffe. Dans le premier mois, elles ne doivent prendre que des aliments bien choifis, & de facile digeftion ; & afin de diminuer la pléthôre, qui eft toujours affez confidérable alors, il fera bon qu'elles ne

Précautions contre les dégoûts.

Quelle doit être la quantité de nourriture que les femmes enceintes doivent prendre.

mangent que peu à la fois : il vaut
mieux alors rapprocher les repas, &
en faire quatre, ou même plus, s'il
le faut, que de charger l'organe principal de la digeſtion d'une trop grande
quantité d'aliments (1). Les mets que

(1) La pléthôre occaſionne ſouvent une jauniſſe uni-
verſelle, dans les premiers mois de la groſſeſſe. Si
l'on combattoit cet accident, de peu de conſéquence,
par les moyens ordinaires, c'eſt-à-dire les purgatifs,
les apéritifs, &c. &c. on augmenteroit le mal, en
excitant dans le ſyſtême vaſculaire & nerveux une
irritation que la nature ne demande point dans ces
circonſtances. J'ai obſervé qu'une ſaignée faite à propos, ſuffiſoit le plus ſouvent pour diſſiper la jauniſſe ;
& qu'il ne falloit pour aſſurer ſon effet, que faire
avaler quelque diſſolvant de la bile, pour diſſoudre,
délayer & entrainer cette bile épaiſſie dans ſes cou-
loirs, enſuite de la gêne qu'elle a éprouvé dans ſon cours.
Une jeune dame du Comtat Venaiſſin, me conſulta,
il y a quelques mois : elle étoit enceinte pour la ſe-
conde fois ; & ſa peau préſentoit exactement la couleur d'un citron. Cette couleur avoit même gagné les
ramifications les plus tenues de l'œil. La malade ſe
plaignoit encore d'un mal-être général, elle ne pouvoit faire un pas ſans être fatiguée ; & ſes jambes ſe
refuſoient à leurs fonctions naturelles. La pléthôre
gênoit conſidérablement le jeu des poumons ; l'appetit
étoit dépravé ; la tête ſouvent embarraſſée ; la racine
de la langue portoit une teinte de jaune foncé ; ſes
bords étoient rouges ; la bouche ſeche ; & la ſoif continuelle. La malade avoit eſſuyé la même incommodité pendant ſa groſſeſſe précédente. Mais la jauniſſe dura neuf mois ; les purgatifs qu'on donna,
dans ce temps, furent inutiles, ainſi que les autres
remedes : je fis ſaigner la malade au bras ; demie-heure
après, elle avala deux jaunes d'œuf, dans une taſſe
d'infuſion de méliſſe ; le ſoir du même jour, elle prit
encore le même remede, & ſe plaignit de gonflement ;
j'ordonnai l'exercice & la promenade du matin ; quatre jours ont ſuffi pour l'effet du remede.
MM. Maret & Durande, Médecins célébres de
l'on

l'on peut conseiller aux femmes ai-
sées, sont les poissons, tels que les li-
mandes, les soles, les truites, les
perches, & autres de cette nature,
la chair de poulet, de becasse, de
perdrix, &c. (1), dont les sucs sont
susceptibles d'une prompte assimilation
avec nos humeurs. On évitera avec
soin les viandes salées ou beaucoup
épicées, les pâtisseries, la salade sur-
tout, & les fruits cruds qui ne sont
pas mûrs ; toutes ces substances in-

Dijon, qui les premiers, après M. Wigth, Médecin Anglois ; ont ordonné les jaunes d'œufs, comme
dissolvants des resines, & par conséquent de la bile
épaissie, qui tient beaucoup de leur nature ; ces Médecins, dis-je, ont dissipé des jaunisses invétérées,
par ce moyen bien simple : M. Maret m'apprend, dans
une lettre qu'il vient de m'écrire, qu'il a eu des succès
autres que ceux dont j'ai connoissance. Sous des aus-
pices aussi respectables, je n'hésiterai jamais à faire le
même essai. Il vaut infiniment mieux s'en tenir à des
remedes simples, indiqués par l'analogie, que de recourir à des substances qui n'ont souvent d'autre effet
que de jetter le trouble & le désordre dans les fonctions naturelles & vitales. *Voyez la Gazette de Santé,*
n°. 40, & les Affiches du Dauphiné, n°. 26.

(1) La chair des becasses & de perdrix, quoique
très-succulente, n'est pas d'une aussi facile digestion
que celle du Poulet, qui a moins de consistance, &
dont les fibres sont plus souples. Je ne prétends point
établir ici une égalité entre ces différentes viandes ;
ce sera à la femme enceinte à ne point excéder, à
cet égard, les bornes du besoin & de la raison ; ce
sera au Médecin à lui prescrire ce qu'elle doit faire
alors : si la viande de la perdrix & de la becasse est
plus nourrissante que celle du poulet, elle est aussi
de plus difficile digestion, il faut donc en manger en
plus petite quantité.

B

digeſtes fourniſſent un chyle épais, &
peu propre à nourrir la mere & l'enfant : telle eſt la cauſe des coliques
violentes dont les enfants ſont ſouvent tourmentés immédiatement après
leur naiſſance, comme nous le dirons
bientôt. Les femmes de Campagne
ou autres, aſſujetties à de pénibles
ouvrages, qui n'ont pas des facultés
ſuffiſantes pour ſe procurer ces aliments toujours chers, doivent obſerver ſeulement de ne manger que des
fruits bien mûrs, ou cuits : d'ailleurs,
eu égard à l'exercice qu'elles ſont,
& à l'air qu'elles reſpirent, elles ſont
ſujettes à moins d'infirmités que celles
dont l'occupation eſt bornée à ne ſon-
ger qu'aux moyens de ſe conſerver.

Lorſque l'appétit d'une femme enceinte eſt fort grand, il ſeroit dangereux de la laiſſer manger tant qu'elle
voudroit : une trop grande abondance
de chyle parviendroit à l'embryon &
pourroit lui devenir funeſte ; il l'ac-
cableroit, au lieu de le nourrir. J'ai
vu des femmes groſſes, auxquelles une
indigeſtion, fruit d'un excès de table,
a cauſé l'avortement. Elles doivent
manger peu à-la-fois, & laiſſer toujours aſſez d'intervalle entre leurs re-

pas, pour donner aux forces digesti-
ves le temps d'agir sur la pâte ali-
mentaire.

A mesure que la femme avance vers
le terme de sa grossesse, le fœtus a
besoin d'une nourriture plus abondante : ses traits, auparavant confus,
& comme bruts, si je puis m'exprimer
ainsi, se développent, prennent une
forme, & deviennent plus sensibles ;
la mere peut & doit alors se permettre
quelque chose de plus : les œufs frais,
la volaille bouillie & rôtie, les bonnes
soupes & les panades, sont les aliments
qui lui conviennent le mieux. Après
trois mois, on peut se nourrir comme
avant la grossesse, de la chair des vieux
animaux, tels que le bœuf & le mou-
ton. Le lait convient aux femmes qui
le digérent bien ; il donne un chyle
doux, léger, & très-propre à s'assi-
miler à notre substance : on préférera
celui de vache, comme le plus nour-
rissant ; son usage est très-utile, sur-
tout vers le neuvieme mois. Il est
d'observation que les femmes de la
Campagne, qui ne se nourrissent le
plus souvent que de végétaux, s'en
portent mieux, & mettent au monde
des enfants plus robustes : celles des

Villes, dont l'eſtomach n'a point été délabré par des excès de table, ou par le libertinage, pourront, à l'exemple de celles dont on vient de parler, manger des pois, des feves, du ris, de l'épeautre, &c. Ces légumes ſont très-mucilagineux & très-nourriſſants; mais ils ne conviendroient pas à ces perſonnes dont la ſanté a été dérangée ou par les précautions ridicules qu'elles ont priſes pour la conſerver, ou par les plaiſirs auxquels elles ſe ſont livrées. Enfin, les ſucs alimentaires que la mere fournit à l'embryon, doivent être proportionnés à la nature de ſes tendres organes; s'il ne reçoit qu'un chyle groſſier, loin de trouver en lui le principe de la vie, il y trouveroit le germe de la mort: c'eſt ce que l'on obſerve à l'égard des femmes du peuple qui boivent de l'eau-de-vie en abondance; leurs enfants ſont, pour la plupart, attaqués de tumeurs ſérophuleuſes, d'obſtructions au méſentere, & ne prennent preſque jamais un grand accroiſſement.

Les femmes groſſes doivent auſſi-bien s'obſerver ſur l'uſage des boiſſons, que ſur celui des aliments: les boiſſons aqueuſes trop abondantes nuiroient à la mere & à l'enfant, fur - tout dans les premiers mois de la groffeſſe : temps où l'on peut permettre un peu de vin pur, pourvu qu'il ne cauſe pas des aigreurs ; car dans ce cas, il feroit pernicieux d'en uſer. L'abus du vin & de toutes les liqueurs ſpiritueuſes, coûteroit la vie à l'enfant, ſi la mere s'y livroit. Les boiſſons acidules ou nitrées, telles que l'orgeat, la limonade, les tiſannes légeres, où l'on a jetté quelques grains de nitre, conviennent pendant l'été ; en hiver, on donnera un peu plus de vin, quelquefois du chocolat, du caffé, & des aliments un peu échauffants, ſans néanmoins perdre de vue les indications, c'eſt-à-dire le tempérament, les habitudes & les forces de chaque individu. Ces conſidérations doivent être le flambeau à la lueur duquel ceux qui donnent leurs ſoins aux femmes enceintes doivent ſe conduire.

L'abſtinence eſt auſſi dangereuſe pour les femmes enceintes que l'intempérance : ces deux excès conduiſent au même but par des routes différentes ; ils ne different qu'en ce que l'un mene à la mort plus lentement que l'autre, mais toujours auſſi ſûrement. Une mere a

des befoins réels, qu'il lui eft indifpenfable de fatisfaire. Si l'abftinence eft longue , foit par caprice, ou par difette,
l'enfant en eft bientôt la malheureufe
victime ; les forces de la mere s'a-
néantiffent peu-à-peu, & fa maigreur
fe communique au fœtus , dont le fort
eft fi intimément lié à celui de cette
mere.

C'eft pour obvier à tous ces malheurs, que toutes les femmes ne doivent confulter que la nature & la raifon , quand il s'agit de nourriture :
elles apprendront de la nature à vaincre leur répugnance pour les aliments
qui peuvent être falutaires à leur fruit :
la raifon leur prefcrit de ne connoître
d'autres plaifirs que ceux que le devoir
& la tendreffe leur permettent en pareil cas.

La Religion ne comprend point les
femmes enceintes dans les loix du
jeûne qu'elle ordonne en certains
temps au refte des Fideles ; le befoin
de l'enfant, & la néceffité où elles
font de veiller à fa confervation, les
en difpenfent : nous avons parlé des
inconvénients que peut avoir l'abftinence ; il feroit inutile d'y revenir.

TROISIEME REGLE.

Les Femmes groſſes doivent faire de l'exercice.

L'EXERCICE eſt l'aliment de la ſanté : ſans l'exercice, la vie n'eſt qu'un fardeau lourd & péſant ; ou plutôt on ne vit pas dans l'inaction, parce qu'alors on ne ſent point le prix de ſon exiſtence, & que l'on contracte mille infirmités, qui rendent l'homme inſupportable à lui-même. Ce n'eſt point mon objet de prouver l'utilité de l'exercice, pour conſerver la ſanté : tous les Auteurs qui ont écrit ſur l'Hygitiene, ſe ſont étendus ſur cette matiere ; je ne parlerai ici que de celui qui convient aux femmes enceintes.

Dans les premiers temps de la groſſeſſe, les femmes ne doivent point reſter dans l'inaction, quoiqu'en diſe le préjugé ; il ne faut leur interdire que les mouvements violents, qui pourroient occaſionner la ſortie du fœtus, à peine formé, & dont le placenta n'eſt point encore inhérent à la matrice : c'eſt par cette raiſon, que l'on voit ſi peu de danſeuſes porter des enfants jufqu'au terme ordinaire de la groffeffe. Il en arrive autant aux femmes riches, qui paffent quelquefois les premiers mois de leur mariage dans les danfes & les feftins : c'eft en vain que ces femmes, efclaves des voluptés, prétendent fe modéler fur celles de la Campagne, qui n'interrompent point leurs travaux, quoiqu'elles foient affurées d'avoir conçu ; l'habitude que celles - ci ont de travailler, les garantit de ces accidents attachés à la molleffe ; leurs fibres ont plus de force, plus de reffort, & réfiftent mieux à la fatigue que celles des femmes du grand-monde, qui, voluptueufement étendues fur un duvet, trouvent extraordinaire que l'on puiffe mettre au monde de beaux enfants fur la paille, ou fur la terre même. Le travail qui fournit aux Villageoifes de quoi fubfifter, leur eft plus falutaire que les mouvements artificiels auxquels l'opulence s'effaie gravement : en effet, le cahotage & les fecouffes qu'on éprouve dans la voiture la mieux fufpendue, font-ils comparables à l'équitation, qui fait une bonne partie de la gymnaftique des femmes de la Campagne ? doit-on donner le nom d'exercice aux promenades des femmes riches? elles font autant dans l'inaction dans un carroffe, que dans leurs appartements; autant vaudroit - il pour elles refter autour d'une table de jeu.

Une femme veut-elle fe bien porter pendant fa groffeffe, & fe préparer le plaifir inexprimable de mettre au monde un enfant vigoureux, qu'elle fe promene fouvent à pied, & non en carroffe ; l'ambulation pédeftre eft celle qui convient le mieux aux femmes enceintes ; elle eft la plus utile pour leur fanté : l'air que l'on refpire dans un lieu découvert, ou dans un jardin émaillé de fleurs, porte dans les poumons un baume falutaire; il redonne à tout le corps une vie nouvelle; l'on fe fent, pour ainfi dire, renaître, à chaque pas que l'on fait vers un objet différent ; & la fatisfaction finguliere qu'éprouvent les fens, répand dans l'ame une férénité d'où réfulte une harmonie falutaire dans toute la machine. C'eft le matin fur - tout que l'on doit choifir pour la promenade dans les beaux jours de l'été, du printems ou de l'automne, afin d'aller refpirer le parfum des fleurs

embellies par la rofée ; on n'en revient jamais, fans que le mouvement
du fang foit accéléré, & les fécrétions
par conféquent augmentées : or, ces
effets font falutaires, puifqu'ils pro-
curent une tranfpiration abondante ;
alors le fang fe dépure par les émonc-
toires de la peau, & les membres acquierent plus de foupleffe.

Mais les exercices que l'on fait pendant la groffeffe, ne doivent pas aller
jufqu'à la fatigue ; il faut éviter de
s'expofer tout de fuite à l'air froid,
ou au vent : une tranfpiration fuppri-
mée pourroit produire, dans ce cas,
les plus grands défordres. On doit
auffi éviter avec foin les endroits glif-
fants, & où les femmes pourroient
courir rifque de tomber. Les danfes,
le chant forcé & tous les mouvements
violents font dangereux, fur-tout dans
les premiers mois de la groffeffe. On
évitera de lever les bras trop fouvent
en haut, de foulever des fardeaux,
& autres excès de cette efpece.

La toilette eft dangereufe pour beaucoup de femmes mondaines ; il en eft
qui s'impatientent contre un Coëffeur
trop lent, ou contre une boucle mal
arrangée ; ces impatiences vont quel-

quefois jufqu'à la colere : j'ai connu des femmes qui paffoient deux ou trois heures à fe coëffer , & qui étoient inabordables pendant tout le temps qu'elles employoient à placer ou à déplacer une épingle , à effayer différentes coëffures , ou à peindre mauffadement un vifage, d'où les graces fuyoient lorfque l'art prenoit leur place. Ce travail *important* pour des femmes à prétention , concourt merveilleufement à procurer des avortements : il vaudroit beaucoup mieux que ces femmes portaffent une chevelure factice , que de paffer le plus beau temps de leur vie à fe préparer des peines par l'application qu'elles donnent à la frivolité.

Les bains tempérés ne font point inutiles pendant la groffeffe : les femmes auxquelles ils conviennent, font celles qui ont un tempérament bouillant, une conftitution pléthorique & feche. On fait que les bains fortifient, & portent dans le torrent de la circulation , un véhicule au fang qui pêche quelquefois par trop d'aridité dans les femmes d'une habitude robufte : cet ufage eft établi dans le Nord , fur-tout en Saxe ; on met fouvent les femmes dans le bain quand les vraies douleurs se déclarent. Nous devrions en France bannir le préjugé à cet égard : un temps viendra sans doute, où l'on imitera les femmes Saxonnes ; & l'on s'en trouvera bien, lorsque l'art des accouchements ne sera confié qu'à des mains expérimentées, & non à des gens qui n'ont de mérite que celui de l'ostentation, foible ressource, qui peut en imposer au vulgaire, mais qui ne sauroit avoir qu'un terme très-circonscrit.

QUATRIEME REGLE.

Une Femme doit avoir de la modération dans le sommeil.

LE sommeil est une des ressources que la nature s'est ménagée pour travailler avec plus d'énergie à la formation de l'enfant : les meres doivent chercher le repos, & s'y livrer quand le besoin l'exige ; mais il est des bornes à cet égard au-delà, desquelles une femme enceinte ne doit point passer. Si le sommeil a ses utilités, il a aussi ses désavantages : il n'est personne qui ne sache que lorsqu'on dort trop long-temps,

temps , on devient lourd , pefant ; on
mange fans goût ; on digére avec peine ; toutes les fonctions animales s'exécutent avec lenteur ; on devient inha-
bile au travail ; le jugement s'obfcur-
cit ; les idées font diffufes , *&c. &c.*

Il eft bon que les femmes groffes dorment un peu plus qu'à l'ordinaire ;
mais leur fommeil ne doit gueres être
prolongé au-delà d'une heure ou d'une
& demi de plus , toujours en raifon
de la force de leur conftitution , & de
l'exercice auquel elles fe livrent. Il
eft donc naturel que la femme qui tra-
vaille & s'exerce beaucoup , fe permette de dormir plus long-temps , que
celle qui mene une vie oifive : l'inaction eft une efpece de fommeil.

CINQUIEME REGLE.

Régler fes paffions, & modérer fes defirs.

S'Il eft dangereux pour les femmes
enceintes de fe refufer à leurs paffions
naturelles & légitimes , il l'eft encore
plus d'écouter tout ce que leur imagination peut leur fuggérer : la colere,
la trifteffe, la crainte, la haine & le
défefpoir, produifent fur l'enfant des

C

funeftes impreffions ; les excès de joie
ou de plaifir peuvent avoir les mêmes
fuites. Les Médecins qui dirigent ces
femmes, ne fauroient donc apporter
trop de foin à maintenir leurs fens &
leur efprit dans un jufte équilibre, &
à écarter d'elles tout ce qui pourroit
les affecter trop vivement : les nouvelles capables de caufer un chagrin
cuifant, ou une vive joie, peuvent
auffi procurer l'avortement ; & leur
effet eft d'autant plus funefte, qu'il eft
plus prompt. Voici une obfervation
qui prouve ce que je viens d'avancer.

Une jeune dame enceinte de deux
mois, fut infultée l'année derniere à
Paris, dans fa maifon même, par un
de ces libertins effrénés, que l'honnêteté & la vertu ne font point capables
de contenir dans les bornes du refpect :
elle conçut un chagrin fi violent de
cet affront, que dès cet inftant, fes
digeftions furent laborieufes, difficiles
& dépravées ; fon vifage pâlit ; fes
levres devinrent noirâtres ; & fes yeux
perdirent leur éclat ; l'eftomac s'enfla ;
le bas-ventre fe gonfla, & l'on obfer-
va bientôt tous les fignes d'un tym-
panite, avec inflammation du bas-
ventre : tous les fecours de l'art fu-

rent en vain employés, pour calmer les symptômes ; le mal avoit son principe dans l'imagination : la malade fut bientôt réduite à l'extrêmité ; elle accoucha d'un fœtus de deux mois : elle se rétablit enfin, lorsqu'elle confia à son mari le secret de son ame. J'eusse prévenu la fausse-couche, si par une délicatesse mal placée, on n'eût défendu à la malade de confier son chagrin ; ce ne fut que la tendresse qui lui arracha un aveu qui n'eût point dû l'alarmer, puisque sa résistance l'avoit fait triompher d'une atteinte qu'elle ne pouvoit prévoir (1).

Les femmes grosses sont donc obligées par devoir & par Religion, de modérer leurs passions. On les invitera à se dissiper, si la tristesse les domine ; & l'on cherchera à rendre le calme à leur esprit, par tous les moyens que la prudence pourra suggérer. On pourra leur permettre un peu de vin, de liqueur, & des aliments un peu chauds, si l'abbattement a dérangé leur estomac : mais si leur passion principale est la colere, on leur prescrira un régime plus modéré ; elles s'abstiendront de boire du vin, des liqueurs spiri-

(1) Voyez le Mémoire sur la Médecine morale.

tueufes , & généralement de tout ce
qui eft capable d'animer le fang (1).

(1) Un préjugé deftruĉteur regne encore dans les
Campagnes. Lorfqu'une femme eft fur le point d'accoucher , elle eft bientôt environnée de toutes les vieil-
les commeres du lieu : l'une apporte des noix confites ;
l'autre des cérifes , ou autres fruits confervés dans
l'eau-de-vie : d'autres enfin font avaler à longs traits ,
des liqueurs fpiritueufes, pour donner des forces ; abus
dangereux, contre lequel la nature & la raifon fe révol-
tent. Tout le monde fait que l'eau-de-vie & l'efprit
de vin confervent les fruits , & les chairs mêmes
des animaux ; mais la plupart des meres ignorent
comment cette confervation s'opére : il faut le leur
apprendre. C'eft en refferrant, en crifpant , en roi-
diffant les fibres des végétaux & des fubftances animales , que les liqueurs fpiritueufes les préfervent de
la putréfaĉtion ; c'eft en chaffant les parties aqueufes
de l'interftice des fibres , & en occupant leur place :
la fenfation que les efprits ardents produifent fur la
langue , prouve ces vérités. Il eft auffi d'expérience
que les liqueurs ardentes coagulent le lait, le petit-
lait , le blanc d'œufs , fubftance analogue à la lymphe
animale , & le fang même. Or , n'eft-ce pas accé-
lérer la vieilleffe , & courir à la mort , que de s'a-
breuver de boiffons , qui , en donnant aux fibres une
rigidité contre nature , les priveront du mouvement
de réaĉtion qu'elles doivent avoir fur les fluides qui
font contenus dans les vaiffeaux ? & comment pourra
s'opérer le méchanifme de la vie , fi les humeurs
font épaiffies , coagulées ? fi les folides font dans un
état de crifpation , où en fera la fanté , qui dépend
du jufte équilibre que la nature a établi entre l'action des folides & des liquides du corps humain ?
Mais confirmons ces dogmes par un exemple. Une
jeune Dame portoit le premier fruit de fa tendreffe
conjugale ; elle étoit enceinte de neuf mois ; & les
douleurs de l'enfantement s'annoncerent dans un
Village abfolument dépourvu des fecours de l'art :
un effain de Payfannes accourut , chacune portoit
fon plat : la jeune perfonne , fans expérience , avala
tout ce qu'on lui préfenta à boire ; & toujours on
s'empreffoit de lui donner de nouvelles forces , par
des liqueurs échauffantes , qui fembloient fe multi-

Les paſſions de la mere ſe communiquent d'une maniere ſenſible au fœtus ; il eſt très-commun de voir des enfants ſouillés de mille défauts, qu'ils ont apportés du ſein d'une mere chagrine, emportée, capricieuſe, intempérante, *&c. &c.* : les vices ſe tranſmettent comme les infirmités.

plier & s'acroître ſous les mains des commeres : ces funeſtes breuvages ne manquerent pas de produire leur effet ; les ſolides ſe criſperent, s'enflammerent; l'accouchement fut des plus laborieux : pluſieurs ſaignées furent faites coup ſur coup ; ce ſecours, & les autres dont on fit uſage, délivrerent la jeune femme ; mais les ſuites de couches ont été terribles; & depuis près de ſix mois, Madame D. . . . n'eſt pas encore remiſe, & a failli à périr au printemps de ſes jours.

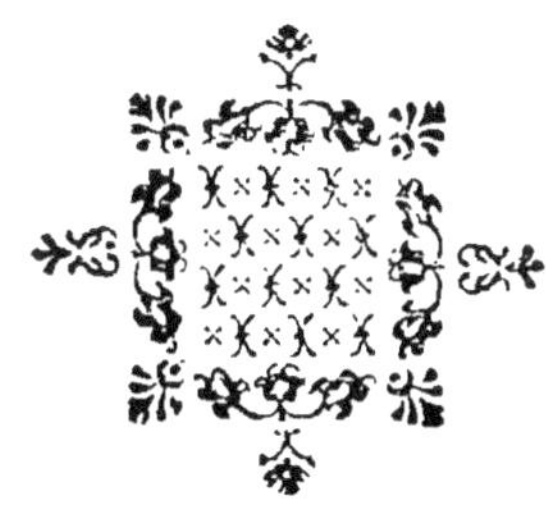

ARTICLE II.

Est-il absolument nécessaire de saigner une Femme enceinte? Peut-on la faire vomir & la purger, quand les indications le demandent?

PRESQUE tous les Accoucheurs & les Sages-Femmes sur-tout, ont adopté pour regle, d'où ils ne s'écartent pas, qu'il faut saigner les femmes grosses à trois mois, à six, & même à neuf : on saigne, sans examiner si la femme en a réellement besoin ; & l'on suppose toujours une pléthore, qui n'est rien moins que générale. Cet usage est soutenu par le préjugé ; & personne, je pense, ne s'est encore appliqué à le détruire : cet abus peut cependant avoir des suites funestes ; car si, pour suivre la coutume, on saigne une femme naturellement foible, on lui enleve un liquide qui n'étoit pas de trop, & que la nature destinoit à nourrir le fœtus. La mere étant affoiblie, l'enfant le sera à coup-sûr ; souvent même il périra, pendant un fort

évanouiſſement, ou des accès convul-
ſifs , qui arrivent quelquefois aux
femmes groſſes que l'on ſaigne dans
les premiers temps de leur groſſeſſe.
Raiſonnons par analogie : ſaigne-t-on
les femelles des animaux quand elles
portent des petits? eſt-il queſtion dans
ces êtres de pléthòre de trois, de ſix
& de neuf mois? en voyons - nous
beaucoup avorter *par pléthòre ?* les
animaux ont cependant autant que
nous, du côté du phyſique ; le fœtus
humain eſt nourri de la propre ſubſ-
tance de ſa mere, comme le petit d'une
brute reçoit la vie des veines de la
ſienne ; le méchaniſme eſt le même ; la
même nature veille à leur conſervation ; elle a établi que les femelles des
animaux mettroient bas ſans ſe faire
ſaigner ; pourquoi l'eſpece humaine
auroit-elle été ſeule aſſujettie à ſubir
cette opération ?

Diſons donc que les ſaignées que
l'on conſacre aux groſſeſſes, ſont très-
ſouvent inutiles, & quelquefois très-
nuiſibles : on ne doit jamais s'y déterminer , avant qu'on ait conſulté un
Médecin expérimenté : la néceſſité
doit décider dans ces circonſtances ;
les commeres & le préjugé ne four-

niſſent que des conſeils erronés & haſardés.

Il eſt cependant des cas où l'on ne peut ſe diſpenſer de faire ſaigner les femmes groſſes ; c'eſt lorſqu'elles ſont d'une conſtitution très-ſanguine ; lorſque dans les premiers mois de leur groſſeſſe, elles ont des maux de tête violents, le viſage enflammé, le pouls plein & élevé, les yeux rouges, les vaiſſeaux extrêmement diſtendus, & lorſque les arteres des tempes battent avec force : une ſaignée faite dans ces circonſtances, eſt toujours utile ; elle fait quelquefois ceſſer tout-à-coup des vomiſſements opiniâtres, qui n'avoient leur principe que dans la plénitude exceſſive des vaiſſeaux de l'eſtomac, d'où réſultoit un dérangement dans les fonctions de cet organe. J'ai connu à Paris une jeune dame qui étoit dans ce cas, & qui fut rétablie par une ſaignée que je lui ordonnai (1).

(1) Une femme enceinte de quatre mois me conſulta, il y a quelque temps ; elle ſe plaignoit de maux de tête violents, d'étourdiſſements, de vertiges & d'aigreurs inſupportables, de nauſées, d'indigeſtions. Je lui conſeillai de tremper les jambes dans un bain tempéré. Ce ſecours fut inſuffiſant & inutile. Je lui fis ouvrir la ſaphéne, & tirer environ ſix onces de ſang : ſes maux diſparurent ; les aigreurs furent efficacement combattues avec quelques priſes d'yeux d'écreviſſes. La groſſeſſe fut très-heureuſe ;

Un grand nombre d'Accoucheurs & de Sages-Femmes, fait saigner indistinctement les femmes quand le travail se déclare : cet abus, qui n'est pas bien ancien, commence à se répandre & devient à la mode. Dans ce cas-ci, comme dans le précédent, je soutiens qu'il n'appartient qu'à l'ignorant de saigner sans raison dans l'accouchement, à moins, je le répéte encore, que les indications n'obligent le Médecin à l'ordonner. Il est essentiel qu'une femme jouisse de toutes ses forces dans ces instants douloureux ; il est dangereux de l'affoiblir par des saignées, à moins que l'on ne soit fondé à attendre un relâchement dans le système vasculaire, d'où pourra résulter la prompte terminaison de l'accouchement. Voilà les seuls cas où il est permis de saigner.

Quant aux purgatifs & aux vomitifs, dans les cas de grossesse, ce sont les circonstances & le Médecin qui doivent encore décider. C'est une er-

---

& la femme vient d'accoucher d'un enfant très-bien portant. L'opinion vulgaire veut que la saignée du pied soit une cause sûre de l'avortement ; des gens de l'art même ont osé l'avancer. Le vrai Médecin abjure tous les préjugés ; il fait les vaincre, & rire des clameurs suspectes ou erronnées.

reur populaire, que de croire que les vomitifs font avorter ; une preuve du contraire, c'est que les femmes nouvellement enceintes, font quelquefois & naturellement des efforts inouis pour vomir, sans qu'il en résulte aucun accident ; & que ces efforts font incomparablement plus violents que ceux que peuvent procurer quelques grains d'émétique : le danger n'est que dans l'abus ; si l'état de la langue, les nausées, les rapports & le mauvais état de l'estomac demandent un léger vomitif, il n'y a point d'inconvénient de le donner, pourvu que la malade n'ait point le genre nerveux assez irritable, pour faire craindre des suites funestes. C'est encore ici le cas de recourir au Médecin observateur ; il seroit très-imprudent d'user des vomitifs, sans consulter : quelquefois on peut se méprendre sur les indications ; ce n'est qu'aux Gens de l'art à décider dans des circonstances aussi délicates : l'abus & le danger font si près du précepte !

On pourra aussi donner, quand le cas l'exigera, quelque purgatif léger, dans les vues de débarrasser les intestins des restes des mauvaises digestions ; mais il ne faut jamais ordonner des vomitifs violents & à grande dofe, ni des remedes draftiques , c'eft-à-dire purgeant violemment : une décoction de tamarins , de deux onces de pulpe de caffe , ou d'un gros de rhubarbe, &c. rempliront très-bien les indications dans ces circonftances.

ARTICLE III.

Des habits que doit porter une Femme enceinte.

CE ne seroit point assez qu'une femme grosse s'observât sur l'air qu'elle respire, sur les aliments dont elle doit se nourrir, sur les exercices auxquels elle doit se livrer, en un mot, sur tout ce qu'elle doit pratiquer ou fuir ; si elle ne prenoit, en même-temps, des sages précautions, pour ne point étouffer dans son sein, le fruit de sa tendresse : elle ne doit point s'asservir à la bizarrerie du costume féminin, devenir l'esclave de la mode, & le jouet de la folie. Quoique les femmes aient pris tout leur accroissement lorsqu'elles deviennent enceintes, il leur reste bien de précautions à observer par rapport au fœtus, dont les organes se développent dans leur sein. Il est donc absolument nécessaire qu'elles renoncent aux ajustements qui peuvent mettre obstacle à ce developpement, & à l'usage des corps à baleine : ces machines font la torture favorite

des

des femmes, qui ne rougiſſent pas de courir les riſques de donner la mort à l'enfant qu'elles ont conçu, pour conſerver l'élégance de leur taille.

Les habits d'une femme enceinte doivent être amples & aiſés, afin qu'elle n'ait point de peine à s'en re-vêtir : que les paniers & les jupons qu'elle placera ſur les hanches, ne ſoient point ſerrés; s'il en étoit autre-ment, ils gêneroient l'expanſion de la matrice, & par conſéquent celle du fœtus. Il arrive ordinairement, lorſqu'on tombe dans ce défaut, qu'il n'y a plus d'harmonie dans les fonctions; que l'on ſouffre des douleurs continuelles d'eſtomac; que l'on a des vomiſſe-ments fréquents; & que l'enfant ar-rive rarement au terme généralement fixé par la nature, pour le conduire à la lumiere. Une femme doit même porter ſon attention juſques ſur ſa chauſſure : il eſt eſſentiel que ſes ſou-liers ſoient aiſés, & à talons bas; qu'ils aient beaucoup d'aſſiete, afin qu'elle ne ſoit pas expoſée à faire des faux-pas ou des chûtes (1).

(1) Il ſeroit même utile, lorſque le ventre des femmes groſſes commence à acquérir un volume con-ſidérable, il ſeroit utile, dis-je, qu'elles ſoutinſſent leurs jupes avec des cordons paſſés par-deſſus les

D

Il est aussi de la prudence d'un mari & d'une femme enceinte, de ne point rendre trop fréquentes les familiarités conjugales, parce que la matrice peut s'en trouver affectée, par les fréquentes contractions où elle entre quelquefois pendant l'acte vénérien : d'ailleurs les superfétations, quoique fort rares, font toujours à craindre ; il suffit qu'elles soient possibles, pour qu'une mere tendre & prudente évite ce danger (1).

épaules ; par cet expédient, on obvieroit aux inconvénients qui résultent de la compression que les attaches font sur les reins, & la gêne qui en résulte pour la mere & l'enfant contenu dans son sein : si le ventre descend trop, comme il arrive souvent ; si la vessie en est comprimée, & le cours des urines gêné ; on fera cesser cette incommodité, en soutenant le bas-ventre avec des bandes & des alaises, que chaque femme pourra fabriquer pour sa plus grande commodité.

(1) Une autre raison doit inviter les maris & les femmes à la plus grande circonspection sur les caresses conjugales : dans quelques femmes, & même dans le plus grand nombre, l'orifice de la matrice est plus près de la vulve, que dans le temps de la vacuité de ce viscere ; dans les approches, le choc de cet orifice est presque inévitable ; les secousses répétées, auxquelles il sera exposé, deviendront souvent le principe d'une chûte totale de l'uterus ; très-souvent le fœtus périra, & la mere sera en proie à mille maux, dont la stérilité sera le moindre.

Une femme féconde ne pouvoit porter ses enfants au-delà du terme de trois à quatre mois : on fit faire au mari des observations sur les suites que sa tendresse pouvoit avoir, lorsqu'il en rapprochoit trop les preuves : l'avis fut goûté ; on s'observa ; on se modéra : & bientôt la dame devenue mere pour la huitieme fois, jouit de la satisfaction inexprimable d'avoir donné un héritier à son époux ; plaisir, après lequel il soupiroit depuis long-temps.

ARTICLE IV.

Conduite que doivent tenir les Femmes, depuis l'accouchement, jusqu'au moment où la mere donne à tetter à son Enfant.

APRÈS avoir resté pendant neuf mois dans le sein de sa mere, l'enfant voit enfin le jour : il sort par les parties génitales ; & cette action se nomme accouchement. Nous passerions les bornes de notre objet, si nous entrions ici dans l'explication de ce mécanisme. Nous supposerons que l'enfant ait été heureusement tiré de sa prison, par les soins d'un Accoucheur éclairé, ou d'une Sage-Femme expérimentée ; & que la délicatesse de la femme en couche ait été plutôt consultée, que le préjugé ; car il seroit dangereux de s'opposer opiniâtrement aux desirs d'une femme qui, par une pudeur mal entendue, n'oseroit se laisser accoucher par un homme : il seroit bien à souhaiter que cette crainte n'existât pas, ou que du moins les Accoucheurs fussent toujours présents aux opérations des Sages-Femmes.

On ne peut cependant difconvenir, qu'il n'y ait des Matrônes très-habiles; mais le nombre en eft petit : peu de femmes ont la patience d'étudier pendant nombre d'années; elles croient communément qu'il fuffit d'avoir affifté à quelques leçons, pour être difpenfées d'étudier : erreur dangereufe, qu'il eft de l'intérêt public de détruire (1).

(1) L'ignorance des Sages-Femmes de campagne fait périr tous les jours une multitude d'enfants : en vain le Miniftere bienfaifant a-t-il voulu s'oppofer à cette fource féconde de dépopulation, on n'eft guere plus avancé aujourd'hui, qu'avant que la dame D. parcourût nos provinces ; on n'a point été affez fcrupuleux fur le choix des femmes qu'on a envoyé à fes leçons ; la plupart, & même les deux tiers & demi, ne fachant pas lire, & n'entendant pas le françois, pouvoit-on fe flatter qu'elles comprendroient le jargon de l'art ? ces femmes n'ont rapporté de leur voyage dans les Capitales, que beaucoup d'effronterie, & une infolente, mais dangereufe fécurité. J'ai fourni dans un article de la Gazette de fanté, du 6 Octobre 1774, n°. 40, des exemples révoltants de mutilations opérées, & de fautes commifes par des gens qui fe mêlent d'accoucher : on en trouvera beaucoup d'autres dans ce même recueil, fait par un Médecin diftingué par fes talents. On verra auffi dans la Gazette Salutaire, du 15 Septembre de cette année 1774, n°. 37, que je ne fuis pas le feul, en Dauphiné, à m'élever contre des abus meurtriers : un Médecin, que nous ne connoiffons que par fon mérite, & la réputation folide dont il jouit (M. D. L. C.), a été plufieurs fois effrayé des fautes que l'impéritie a ofé commettre fous fes yeux. Peut-être, à force de crier au meurtre, ... les bons Citoyens parviendront-ils un jour à éclairer le peuple, toujours feul dupé par le charlatanifme fur fes véritables intérêts. Déjà, dans plufieurs Généralités, des Médecins éclairés ont été chargés de publier

L'accouchée n'entend pas plutôt les cris de son enfant, qu'elle oublie les douleurs dont elle vient d'être tourmentée ; une joie secrete, un plaisir pur & vif, succedent aux soupirs & aux sanglots ; la sérénité prend la place de la tristesse ; tout change de face. On ne doit pas satisfaire d'abord l'empressement que les meres ont de voir leur enfant ; il faut attendre qu'elles soient un peu remises des fatigues qu'elles ont essuyées : avant ce temps, un excès de joie pourroit leur devenir nuisible ; on a vu beaucoup de meres périr par des imprudences de cette nature.

Après que le cordon ombilical aura été lié (1), & qu'on se sera assuré si tou-

des Catéchismes d'accouchements ; déjà M. le Pelletier de Morfontaine, Intendant de la Généralité de Soissons, a vu que les leçons de M. Dufot, Médecin, ont donné de bonnes Accoucheuses à plusieurs bourgs & villages de cette Généralité ; déjà l'on fait des cours publics d'Accouchements à Dijon, à Rethel-Mazarin, sur le plan de celui de M. Dufot, &c.

(1) Un habile Accoucheur Anglois voudroit que l'on ne coupât point le cordon immédiatement après la naissance de l'enfant ; & qu'on entretînt, pendant quelques minutes, la circulation entre le nouveau né & l'arriere-faix : par ce moyen, dit cet Auteur, le changement dans la circulation se fera peu-à-peu, & s'interceptera ensuite d'elle-même dans le cordon ombilical. On a vu des enfants tomber dans l'asphixie aussi-tôt qu'on leur avoit lié le cordon ombilical, revenir à

tes les parties font dans l'état naturel, l'enfant fera remis à la Garde, qui le recevra entre fes bras, & jamais dans fon tablier : je dis *jamais dans fon tablier*, parce qu'on a vu périr des enfants, que des femmes mal avifées avoient reçu dans des tabliers dont les cordons s'étoient rompus : les linges doivent être mols, bien fecs, & légérement chauffés, fi c'eft en hiver ; en été, cette précaution n'eft pas nécef-

la vie quand on délioit la ligature, & tomber de nouveau dans le premier état après une feconde ligature. Cette obfervation mérite d'être toujours préfente à l'efprit des Accoucheurs ou Accoucheufes ; elle indiquera le moyen fpécifique de fauver des enfants nouveaux nés, qui paroiffent n'avoir plus de vie. Il y a même des Auteurs qui prétendent qu'il n'eft pas néceffaire de faire de ligature, quand l'enfant n'eft pas deftiné à être emmaillotté ; qu'il fuffit de couper le cordon, que le fang s'arrête de lui-même, & qu'il n'y a pas d'hémorragie à craindre : les fuccès de cette méthode & le temps peuvent feuls l'accréditer.

Il ne faut point trop fe hâter de délivrer l'accouchée ; il faut feulement aider la nature par quelques petites fecouffes faites au cordon, dans le temps où il furvient quelque douleur, & attendre paifiblement la contraction de la matrice fur ce corps étranger. Il eft très-utile quelquefois de laiffer couler une cuillerée de fang par le cordon, lorfque l'enfant eft pléthorique, ou qu'il a été meurtri au paffage : c'eft la méthode fuivie par les bons Accoucheurs. Qu'on craigne d'imiter la téméraire précipitation d'une Matrône, qui ayant voulu délivrer forcément une femme, dont l'accouchement avoit été très-heureux, la vit fe plaindre d'une douleur vive, qui répondoit au foie, pâlir un inftant après, éprouver enfuite un ferrement dans les hypocondres, & mourir dans les agitations d'une fievre dévorante.

faire. La mere fera enfuite délivrée, & remife dans fon lit ; après quoi, on retournera à l'enfant, qu'on lavera avec de l'eau dégourdie & du vin tiéde, afin d'enlever la craffe blanchâtre dont il eft enduit : fi on laiffoit fubfifter cette craffe, elle formeroit une croute, mettroit un obftacle à la tranfpiration, cauferoit des dartres ou des galles ré-belles. Si l'Accoucheur ou la Sage-Femme trouvoient des contufions à la tête de l'enfant, ou fur quelqu'autre partie de fon corps, il fuffiroit de les couvrir d'une compreffe trempée dans du vin tiéde.

On fe gardera bien de fuivre cette méthode barbare, qui confifte à pêtrir la tête des enfants, lorfqu'elle a fouf-fert au paffage : la nature fe charge de ce foin ; & l'on obferve que les peu-ples qui font dans l'ufage ridicule de la prévenir en ce point, font tous des efclaves ftupides, fans force & fans vigueur.

Les Matrônes ont un ufage qui n'eft pas moins dangereux que celui de pê-trir la tête des enfants : auffitôt que le fœtus eft forti de la vulve, elles rempliffent leur bouche de vin, qu'elles jettent dans celle de l'enfant, qui fera à coup-sûr fuffoqué, fi par malheur il vient à faire fa premiere infpiration dans le temps que ce vin eft lancé fur fa bouche : auffi les parents ne fauroient-ils être affez en garde contre cette coutume meurtriere, qui les prive fouvent d'une poftérité ardemment defirée, & fait évanouir leurs plus cheres efpérances. Il fuffit de fouffler dans la bouche du nouveau né, pour folliciter le jeu des poumons ; le vin ne doit entrer pour rien dans cette infulflation.

L'enfant crie en venant au monde ; c'eft le premier figne de vie qu'il donne : on doit s'attacher d'abord à reconnoître la caufe de ces cris : fi l'on foupçonne qu'ils foient occafionnés par l'impreffion de l'air, on mettra l'enfant dans un appartement où il y a du feu : fi ces cris ne ceffent point, & qu'il n'ait pas encore rendu le méconium, on lui fera avaler un peu de firop de chicorée, & jamais de l'huile, qui, en fe ranciffant dans les premieres voies du nouveau né, peut lui caufer des coliques très-violentes : s'il paroît foible & débile, à la fuite d'un accouchement laborieux, on pourra lui faire avaler un peu de vin sucré & tiede ; mais s'il ne souffre point, on le placera simplement dans un berceau, sans être emmaillotté, comme on va le voir dans l'article suivant.

ARTICLE V.

Maniere d'emmaillotter les Enfants.

Lorsqu'une mere ofera mépri-fer l'ufage barbare de confier la nourriture de fes enfants à une femme mercenaire, & qu'elle voudra remplir avec une intrépidité vertueufe, les devoirs que la nature lui impofe, elle ne fouffrira point que le fruit de fa tendreffe foit impitoyablement gar-roté dans des langes, & par des ban-dages de toute efpece ; c'eft là un moyen infaillible pour avoir des en-fants valétudinaires, boffus ou rachi-tiques : une mere frémira d'avance, en fe repréfentant ces tendres victi-mes du préjugé & de l'erreur, livrées à une nourrice dure & cruelle, qui, de l'ouvrage le plus parfait de la na-ture, fait une maffe informe & une momie ; les entrailles de cette tendre mere s'ouvriront aux cris de fon en-fant, qui femble implorer la clémence de celle qui lui a donné le jour, & lui dire : *Vous, de qui je tiens la vie, ne me l'avez-vous donnée que pour me livrer à la mort ?* elle ne pourra réfister à la voix de fa tendreffe, & fe réfoudra à facrifier fon repos & fes plaifirs à la fatisfaction inexprimable de voir croître fous fes yeux ce foible arbriffeau, qui a végété dans fon fein pendant neuf mois ; elle trouvera dans l'exécution de ce devoir, la fource d'une fanté robufte, le moyen affuré de conferver fes attraits, fa fraîcheur, fon embompoint, d'éternifer la tendreffe de fon époux, & de n'avoir jamais à rougir de l'exiftence de fes enfants (1). Au lieu de payer une femme étrangere pour remplir fes devoirs, une mere tendre fe chargera donc elle-même d'allaiter fon enfant ; elle ne fouffrira pas qu'on l'emmaillotte, & ordonnera qu'on laiffe aux membres délicats de fon nourriffon la liberté de fe mouvoir. Après lui avoir endoffé une chemifette de toile fine, demi

______

(1) Le moral influe fur le phyfique : c'eft une vérité démontrée depuis long-temps. Une mere qui prodigue tous les jours des careffes empreffées à l'enfant qu'elle nourrit de fa propre fubftance, porte peu-à-peu dans fon ame le germe de la fenfibilité & des vertus ; elle façonne, pour ainfi dire, cette ame au gré de fes defirs ; elle la moule fur la fienne : fi l'ame d'une mere, nourrice de fes propres enfants, eft honnête, fes enfants hériteront de cette honnêteté ; pourvu toutefois qu'une mauvaife éducation n'étouffe pas cet heureux germe, lorfque l'enfant fortira des bras maternels.

uſée, & par-deſſus une camiſolle de laine, où il y ait des manches, pour couvrir les bras, on l'enveloppera, ſans le ſerrer, dans une petite couverture de laine, en faiſant rabattre un linge ſouple ſur cette couverture, afin que la laine ne touche pas le viſage : ainſi enveloppé, l'enfant ſera placé ſur un petit matelas, dans le berceau. On recommande de le coucher ſur le côté, pour faciliter la ſortie des flegmes : cette précaution n'eſt utile que dans les premiers jours.

Les Sauvages couvrent leurs enfants ſimplement, ſans les emmaillotter ; pourquoi ne les imiterions-nous pas? nous verrions, ſans doute, moins d'hommes contrefaits. Cette méthode auroit un double avantage : le premier, c'eſt que l'enfant ne ſeroit point gêné, preſſé, & comme étouffé ſous un tas de couvertures : le ſecond, c'eſt qu'il ſeroit plus ſouvent délivré de l'état de malpropreté auquel l'enfance eſt aſſujettie. Les *Japonois*, dit M. Vandermonde, dans ſes eſſais ſur l'eſpece humaine, *les Indiens, & quelques autres peuples de l'Amérique méridionale, couchent leurs enfants ſur des lits ſuſpendus, garnis de coton & de pelleteries;*

leteries ; par ce moyen, ils s'apperçoivent sur le champ des ordures que peuvent faire ces enfants, & ils les changent : quand les parents qui veillent autour d'eux, sont négligents, le coton imbibe les excréments, & l'enfant n'est point incommodé ; comm'il est en liberté, il se débarrasse lui-même de ce qui lui nuit, & se tourne d'un autre côté.

A l'imitation de ces peuples, je conseille, avec l'Auteur que je viens de citer, de coucher l'enfant sur des linges qui ne soient point attachés, & de placer des corps spongieux aux endroits les plus exposés à recevoir les excréments.

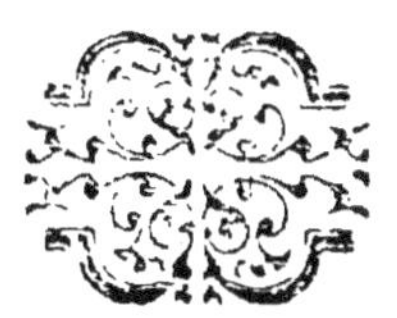

ARTICLE VI.

Moyens de former le bout des Seins. Temps de préfenter la mamelle à l'Enfant.

LES femmes trouvent fouvent de grandes difficultés à donner à tetter à leurs enfants ; elles ont quelquefois de rudes épreuves à foutenir, avant que l'enfant puiffe fucer à fon gré le lait qui lui eft offert. Quand les bouts des mamelles ne font pas formés , il faut beaucoup de conftance pour attendre qu'ils le foient , quand on n'a pas pris des précautions avant l'accouchement : ces précautions confiftent à faire fabriquer un mamelon d'ivoire , d'environ un pouce de diamétre , de l'appliquer fur le bout du fein, & de le faire enfuite fucer par quelqu'un ; par ce moyen , le mamelon s'alonge d'une maniere infenfible, & peu douloureufe (1).

(1) M. George Stein , D. M. à Caffel , a inventé une pompe pour les feins, & pour fucer le lait des femmes en couche : ce Médecin a publié en même temps une inftruction fur la maniere dont on doit faire ufage de cette pompe. On n'aura pas befoin de cet inftrument, quand on aura pris les mefures que je viens d'indiquer. Une pompe, quelqu'induf

Lorfque l'on n'a pris aucunes mefu-

trieufement travaillée qu'elle puiffe être, ne vaut jamais la bouche de l'enfant. Il eft aifé de prévenir
les cas qui ont donné lieu à cette invention. Avec
un mamelon d'ivoire, on ne courra jamais rifque de
bleffer le fein des femmes; mais il ne faut pas attendre, pour vouloir former les bouts des mamelles,
qu'elles foient gorgées & diftendues par l'abondance
du lait. Voici un moyen bien fimple pour dégorger
les mamelles : il a été communiqué à l'Auteur de la
Gazette Salutaire, par un Accoucheur habile, qui
exerce fon Art à la Martinique : prenez un flacon,
dont le goulot foit proportionné au mamelon, dont
les bords foient unis & fans afpérités; paffez-y de
l'eau bouillante, pour qu'il s'échauffe bien; vuidez
enfuite cette eau, & faites entrer le bout du mamelon dans l'orifice de ce flacon, en le pouffant
contre la mamelle : on verra le lait couler tant que
le vafe fera chaud; on pourra le réchauffer, & réitérer l'opération, s'il en eft befoin : ce moyen, dit
l'Auteur, préviendra la fievre de lait chez les femmes qui ne voulant pas nourrir, voudront faire paffer
leur lait. Cela ne doit pas les difpenfer de recourir
aux autres moyens indiqués par les Médecins & les
Accoucheurs expérimentés.

Les Affiches d'Hannovre annoncent que le topique
fuivant eft fpécifique pour faire paffer le lait aux femmes : prenez deux cuillerées de marmelade de fureau,
deux œufs frais, deux cuillerées de miel, & deux gros
d'huile de lys; faites-en un emplâtre affez épais, que
vous étendrez fur un morceau de toile, au milieu de
laquelle vous laifferez un trou pour le mamelon : ce
topique appliqué fur le fein pendant 12 ou 24 heures,
après l'accouchement, empéche que le lait ne fe porte
aux mamelles; mais il faut en même temps lui préparer une voie, en donnant de temps en temps des
lavements, pour entretenir la liberté du ventre.

Les femmes qui nourriffent, font naturellement
difpenfées de recourir à ces moyens : M. de St. Pée
leur confeilleroit cependant de faire ufage du flacon,
lors du fevrage, après avoir été purgées : nous croyons
qu'il vaut baucoup mieux alors s'appliquer à détourner
le lait des mamelles, par les minoratifs, & les lavements rapprochés, autant que les circonftances l'exi-
geront, que de l'y attirer par aucune fuccion.

res pour former le bout des feins, on aura une pipe de terre, dont on caffera le tuyau à une longueur capable d'atteindre à la bouche de la mere ; on appliquera la noix de cette pipe fur le bout de la mamelle ; & l'on tournera ce tuyau vers la bouche, afin qu'en afpirant, la nourrice puiffe former le mamelon, & que l'enfant puiffe enfuite le faifir : après cette précaution, la mere mouillera le bout du fein avec un peu de lait tiede, ou elle le preffera fur les levres de fon nourriffon, qui le prendra bientôt ; on obfervera d'attendre, pour cela, que l'enfant foit éveillé. Il eft beaucoup d'attentions auxquelles une femme ne doit point manquer ; c'eft de prendre garde que les narines de l'enfant ne foient entiérement collées contre le fein, & que fa refpiration ne foit ainfi gênée ; car alors il lâcheroit le bout, fe rebuteroit & s'agiteroit ; inconvénient qu'il eft très-important d'éviter. Avec de la patience & de la bonne volonté, il eft bien rare qu'une femme bien conftituée ne réuffiffe pas à pouvoir nourrir elle-même fon enfant ; mais il faut qu'elle lui préfente fouvent fes mamelles ; autrement elles s'engorgeroient, par la raison que les enfants tettent très-peu à la fois dans les premiers jours de leur vie, & s'endorment souvent sur le sein de leur mere.

Il n'est pas rare de voir qu'un mamelon soit plus formé que l'autre, & que la mere trouve plus de difficulté à présenter l'un des deux. Aussi doit-on avoir attention à conserver une alternative assez égale en donnant à tetter, afin de n'être pas réduite à ne pouvoir allaiter que d'un sein ; ce qui deviendroit très-incommode, & feroit peut-être suivi de l'engorgement, de l'inflammation & de la suppuration de l'autre mamelle. Au reste, la douleur des bouts n'est pas à craindre, elle ne dure pas long-temps ; la bouche de l'enfant est le baume le plus souverain pour la calmer (1).

(1) Le traitement que l'on suit ordinairement pour les gerfures de mamelles, mene très-souvent les nouvelles accouchées & les enfants à des incommodités très-graves, sur-tout lorsqu'on se sert de topiques où entre la chaux de plomb, tels, P. E. que les emplâtres de Minium, de Céruse, l'Eau végétominérale, &c. : le Docteur Thomas *Percival*, Médecin Anglois, s'est élevé avec force contre cet abus, & a prouvé par des faits qu'il pouvoit être suivi de mille accidents.

Une Dame très-délicate ne voulant pas nourrir, se frotta les mamelles avec de l'huile dans laquelle on avoit fait bouillir du Minium & de la Litharge; elle sentit peu de temps après des douleurs aigues

Si l'on négligeoit dès le premier ou le second jour, de donner à tetter à

dans l'eſtomac & dans le bas - ventre ; elle tomba dans un abattement extrême, & perdit ſes forces : il fallut recourir à des remedes adouciſſants, pour diſſiper cet orage.

Les femmes qui appliquent ſur ces gerſures des onguents de Minium ou de Litharge, ont le plus ſouvent à s'en repentir ; outre les maux auxquels elles s'expoſent elles-mêmes, elles font avaler à leurs enfants le germe de la colique des Peintres ; car on ſait que les coliques atroces auxquelles ſont expoſés ceux qui broyent des couleurs, n'ont pour principe que la chaux de plomb, dont leur ſalive s'impregne, & qui paſſe dans l'eſtomac & les inteſtins avec cette liqueur digeſtive : il ne faut pas attribuer à d'autres cauſes les cris perçants des nourriçons, dont les meres, vraies ou mercenaires, auront panſé les gerſures de leur ſein avec les topiques dont nous venons de parler.

Il n'eſt pas moins dangereux de ſe ſervir de ces remedes, du blanc - Raiſin ou de la Céruſe, pour oindre ou ſaupoudrer les écorchures & les rougeurs qui viennent entre les cuiſſes des enfants ; ces moyens aggrandiſſent les plaies, au lieu de les fermer, ainſi que le remarque M. Gardanne, [Gazette de Santé, n°. 14] : toutes les préparations de plomb ſont rongeantes ; elles entament d'autant plus facilement la peau des enfants, que cette peau eſt plus délicate & plus tendre ; le plomb s'introduit par ces plaies, & les coliques, dont on ne ſoupçonne pas la cauſe, ſont entretenues juſqu'à ce que l'enfant périſſe. Ces réflexions méritent la plus ſérieuſe attention de la part des meres ; elles ſont puiſées dans l'obſervation journaliere.

Ainſi, meres prévoyantes, méfiez-vous de tous les remedes où l'on fera entrer la chaux de plomb ; ne vous en ſervez jamais, ni pour vos ſeins, ni pour les levres, ni pour les écorchures de vos enfants ; ſubſtituez à ces topiques dangereux les adouciſſants, tels que le beurre, l'huile d'olives, le mucilage de ſemences de coings, l'huile d'œufs ou de lys, mêlée, ſi vous voulez, avec un peu d'huile de myrrhe *par défaillance*, le miel roſat, &c.

l'enfant, à cause de la douleur du sein, on courroit le risque de ne le pouvoir plus jusqu'après la fievre de lait ; car une fois que le lait s'est porté aux mamelles, il les distent, & le bout ne peut pas sortir assez pour entrer dans la bouche de l'enfant ; les efforts augmenteroient l'engorgement. Il faut donc alors se tenir chaudement, & attendre la fin de la fievre : tant qu'elle dure, on nourrit l'enfant avec du lait coupé, qu'il est essentiel de renouveller souvent ; le lait de chevre est le meilleur que l'on puisse choisir dans ce cas.

Après la fievre de lait, lorsque le sein est bien distendu, on reprendra la pipe, pour faire sortir le bout, & le présenter à l'enfant avec les précautions que nous avons ci - dessus indiqué. Que si, après avoir présenté le bout à plusieurs reprises, l'enfant ne le saisissoit pas, la prudence exigeroit qu'on tirât du lait avec une pipe ou avec des petites fioles destinées à cet usage, ou enfin que la femme se fît tetter par quelque personne, ou par un petit chien : ce dernier moyen n'a rien de révoltant, à le bien prendre, & rien de dangereux.

Lorſque la mere donne à tetter à ſon enfant, elle doit avoir ſoin que ce ſoit en plein air, c'eſt-à-dire les rideaux de ſon lit ouverts, parce que plus l'air aura de reſſort, plus la ſuccion ſera facile à l'enfant.

Pendant les ſix premieres ſemaines, l'enfant ſera ſouvent allaité; mais on ne lui laiſſera prendre que peu de nourriture à la fois. Si l'enfant dort pendant la nuit, ne le réveillez point pour lui préſenter la mamelle, mais attendez que l'appetit le ſollicite; alors il ſe réveillera de lui-même, & l'on ſera aſſuré que la faim ſeule troublera ſon repos, lorſqu'il ne ſera pas emmaillotté, & que ſes petits membres auront tout le jeu néceſſaire.

Il arrive quelquefois que les enfants ne peuvent point prendre le mamelon qui leur eſt offert; ſoit parce que la langue eſt tellement bridée par le frein, qu'elle ne peut faire l'office de piſton; ſoit parce qu'elle eſt comme collée au palais.

Dans le premier cas, il faut qu'une perſonne expérimentée coupe ce filet, & débride la langue: dans le ſecond cas, il ne faut que paſſer le manche d'une cuiller d'argent entre le palais

& la langue, pour faire prendre à cet organe la place qu'elle doit occuper.

On a vu des enfants périr d'inanition, parce que leur langue étoit collée au palais, & qu'un ignorant Accoucheur, ou une Matrône sans expérience, n'avoit su connoître la cause qui les empêchoit de tetter. On a aussi à gémir quelquefois de laisser le soin de couper le filet à des Nourrices imprudentes : celles qui osent entreprendre de faire cette opération, quoique bien simple, mériteroient une punition exemplaire.

Ceux-là sont dans l'erreur, qui pensent que l'enfant ne doit être allaité par sa mere qu'après 24 heures : ils se fondent sur ce que le premier lait de l'accouchée leur paroît d'une mauvaise qualité : cette fausse assertion a été canonisée par des Ecrivains, qui ont d'ailleurs bien mérité de l'Art de guérir, & s'est accréditée dans le public : nous osons nous élever encore contre cet abus, toujours conduits par le flambeau de l'analogie : nous devons en effet regarder le premier lait de la femme, que les Accoucheurs ont appellé *colostrum*, comme le premier aliment que la nature a destiné à tous les êtres naissants ; les femelles des animaux donnent leurs mamelles à leurs petits aussi-tôt qu'ils sont nés ; & ces petits croissent, sans autre nourriture : ce *colostrum* d'abord séreux, s'épaissit ensuite, & prend plus de consistance à mesure que l'animal se fortifie : ces animaux se vuident sans huile d'amande douce, sans sirop de chicorée, *&c.* (1): doit-on présumer que le *colostrum* dans l'espece humaine, ait des qualités différentes, & soit destiné à d'autres usages ? qu'est-ce donc que ce premier lait, si ce n'est un lait plus aqueux, destiné à agir sur les intestins de l'enfant, comme un léger eccoprotique, ou purgatif capable de délayer les mucosités épaisses qui se trouvent dans l'estomac du nouveau

(1) Il faut des exemples, pour les opposer aux abus destructeurs ; il faut des exemples, au peuple sur-tout, qui se détermine toujours tard à abandonner les méthodes anciennes. Une de ces comeres officieuses, qui semblables à l'importun d'Horace, se donnent beaucoup de mouvements pour ne rien faire, conseilla dernierement à une femme accouchée depuis peu de jours, de purger son enfant, quoique très-sain & très-robuste ; on introduisit auprès d'elle un marchand de remedes, armé d'une phiole (de liqueur) à demi remplie d'un syrop : l'infortuné patient fut mis à la torture ; il avala tant, & si bien la quantité de syrop, qu'il mourut deux heures après. . . . . Il est des sottises qu'il faudroit publier sur les toits, pour le bien de l'humanité. Cet exemple ne doit-il pas faire frémir les meres attentives !

né, & d'entraîner par les selles ces matieres noirâtres, reste des liqueurs dont l'enfant s'est nourri, matieres auxquelles on a donné le nom de *méconium*, à cause de leur couleur, qui est noire comme du suc de pavot, que les anciens appelloient *méconium*. Le premier lait contient un sel un peu irritant; c'est ce sel qui sollicite le jeu des intestins de l'enfant, & procure l'expulsion des matieres dont nous venons de parler; il agit encore sur les vaisseaux & glandes méfenteriques, les débarasse des humeurs visqueuses qui y étoient engagées, & prévient ainsi les obstructions qui eussent peut-être été rebelles à l'Art.

En refusant au nouveau né ce purgatif naturel, on l'expose non-seulement à l'action des remedes, qui font disproportionnés à ses organes, mais encore aux suites qui peuvent résulter de leur peu d'action, & à des coliques violentes que l'huile cause souvent lorsqu'elle se rancit dans les premieres voies; ce qui arrive très-souvent. On sait que lorsque les enfants ne se vuident pas, ils font dans la suite exposés à des violentes coliques auxquelles ils succombent quelquefois: il est bien

plus naturel de fuivre à leur égard
la route indiquée par la nature, route
de laquelle l'efpece humaine feule femble affecter de s'écarter ; en effet, fi
Dieu & la nature n'ont rien fait en vain,
fuivant l'adage vulgaire, pourquoi regarder le *coloftrum* comme nuifible. Je
prie les meres qui auroient encore des
doutes à cet égard, de parcourir d'un
œil rapide ces vaftes régions , d'où
nous fommes féparés par l'immenfité
des mers; & d'examiner qu'elle eft la
conduite de ces gens que nous appel-
lons *Sauvages*, parce qu'ils n'ont de loix
que celles que la nature a gravé
dans le cœur de tous les hommes : les
enfants y font allaités quelques moments après leur naiffance , & élevés
enfuite par leurs propres meres , qui
ne les accablent pas par des foins mal-
entendus, qui ont fait dégénérer l'efpece humaine dans nos climats.

Enfin , qu'arrive-t-il, lorfque l'on
oblige une mere à attendre pendant
vingt - quatre heures le plaifir inexprimable d'allaiter fon enfant? l'enfant
pleure & crie la faim ; il fe lamente,
s'impatiente, contracte quelquefois des
infirmités très-fâcheufes , telles que
les hernies, *&c.* ou s'extenue à force
de

de crier. N'eft-ce pas une barbarie, que de marquer les premiers moments de l'enfance par une privation que l'âge mûr fupporte avec beaucoup de peine, celle des aliments ?

Il eft auffi très-dangereux de donner à un enfant nouveau né le lait d'une vieille nourrice : le lait d'une perfonne qui a accouché depuis long-temps, a trop de confiftance, pour s'affimiler fans tumulte aux humeurs du nouveau né : il fe formera donc des obftructions dans le méfentere ; l'enfant fera fujet à des diarrhées opiniâtres, à des fievres lentes ; il deviendra peut-être tout bouffi, rachitique, ou femblable à ces êtres infortunés, dont les hofpices de charité offrent tous les jours le fpectacle attendriffant.

Mais fi la mere ne pouvoit abfolument nourrir, s'il étoit encore impoffible de trouver une nourrice dont le lait fût nouveau, il faudroit tâcher d'y fuppléer par du petit-lait, par une légere teinture de caffe, par de l'eau miellée, ou autres chofes femblables, jufqu'à ce que l'enfant fe fût vuidé, & qu'il fût plus capable d'être nourri de ce lait : on feroit prudemment,

F

dans ces circonſtances, de donner à la nourrice, pendant quelques jours, des aliments rafraîchiſſants & humectants, afin de rendre ſon lait moins épais.

ARTICLE VII.

Précautions à prendre à l'égard d'un Enfant au berceau.

LE berceau de l'enfant doit être construit de maniere que les bords foient relevés & matelaffés. Le coucher & l'oreiller feront garnis de paille d'avoine, bien feche, & fans odeur. Les plumes, le duvet ou la laine, feroient plutôt nuifibles qu'utiles. Le berceau doit être garni d'une couche, & d'un lange de futaine ; & l'enfant fera recouvert avec le bout du lange, qui fera plus long que fes pieds. Ces précautions fuffifent pour garantir du froid le nouveau né : d'ailleurs, il n'y auroit pas de mal, quand il le fouffriroit dans les premiers inftants de fa vie ; l'homme eft ce qu'on le fait être ; l'habitude lui donne une naiffance réelle pour la fociété. On le placera dans une chambre où l'air foit tempéré, c'eft-à-dire ni trop chaud ni trop froid. On ménagera auffi la lumiere, afin que l'œil du nouveau né puiffe la fupporter : il en feroit bleffé, fi elle étoit trop vive. C'eft une très-mauvaife méthode de placer le berceau fous les rideaux de la nourrice, parce que l'air n'y eft point affez pur : il faut que ce fluide puiffe fe renouveller à chaque inftant; autrement il perdroit fon reffort, & au lieu de porter dans les poumons la fanté & la vie, il y feroit germer des infirmités de toute efpece.

Un autre inconvénient, malheureufement trop commun, c'eft la maniere dont on couvre les enfants dans leur berceau. Outre la négligence qu'ont la plupart des femmes, de ne point faire attention à la maniere dont l'œil de leurs nourriffons eft frappé par le jour, & de les mettre ainfi dans le cas de loucher, fous prétexte de les garantir de l'air extérieur, elles les étouffent par des couvertures, fous lefquelles ces jeunes victimes refpirent un air infecté par les propres vapeurs de leur tranfpiration; enfevelis dans leur berceau, ils le rempliffent d'ordures, fans qu'on s'en apperçoive, d'où s'exhalent des miafmes fétides, qui paffent fucceffivement dans le poumon de cet enfant. Je voudrois donc, 1°. que le berceau fût placé dans un lieu ifolé, qu'il ne fût couvert que d'un voile léger par les côtés, & ouvert du côté de la tête.

2°. Que l'enfant fût placé dans ce berceau, comme il a été dit ci-deſſus, d'après **M. Vandermonde**. C'eſt ainſi que l'air y circulant avec liberté, cet enfant reſpireroit à ſon aiſe, & qu'on n'auroit pas à craindre de le voir loucher, lorſque la lumiere ménagée frapperoit uniformément ſon organe, & qu'il n'exerceroit pas plus ſa vue du côté droit, que du côté gauche (1).

(1) Les axes optiques doivent ſe converger uniformément, pour que la viſion s'opére ſelon le vœu de la nature, & parfaitement. On entend par *axes optiques*, une ligne droite qui unit les centres du corps vitré, du criſtallin, du globe de l'œil, & que l'on ſuppoſe s'étendre juſqu'à l'objet apperçu. Il y a loucheté, lorſqu'à raiſon d'une mauvaiſe habitude contractée au berceau, ou de la foibleſſe d'un des deux yeux, on perd la faculté de converger à ſon gré, & en même temps, les deux axes optiques, de chaque côté indifféremment : c'eſt ce qu'on appelle auſſi *vue à la Montmorenci*. La coutume où l'on eſt de fixer les enfants dans leur berceau avec des bandes, eſt une des cauſes les plus fréquentes du ſtrabiſme. Quand un œil a pris l'habitude de loucher, & qu'il s'y eſt accoutumé depuis long-temps, le mal eſt preſque incurable.

Si le ſtrabiſme vient de la foibleſſe de l'un des deux yeux, il faut tenir l'œil plus fort dans l'inaction, au moyen d'un bandage appellé *Monocle*, & faire exercer l'œil foible ſeul pendant un certain temps.

Lorſque la loucheté eſt ſeulement habituelle, on pourra la guérir, en faiſant porter à l'enfant ſtrabon, ou louche, un maſque à louchette : ce ſont des

Ce n'eft point affez de veiller attentivement fur les deux objets dont on vient de parler, il faut encore qu'une mere prudente s'abftienne de bercer fon enfant : cette méthode eft très-pernicieufe ; elle peut être fuivie des effets les plus finiftres. Qu'arrive-t-il, en effet, lorfqu'on berce un enfant ? il eft fecoué, ballotté & pouffé avec force contre les parois du berceau ; il reçoit des contufions à la poitrine, aux bras, à la tête, ou au dos, & s'endort, parce qu'il eft étourdi ; fes organes fouffrent un dérangement notable ; le lait contenu dans fon eftomac, s'aigrit, à force d'être agité ; il caufe des tranchées, ou des vomiffements funeftes ; & fi l'enfant furvit à tant de maux, on ne doit plus s'étonner de le voir ftupide.

Il y a des Auteurs qui permettent

lunettes concaves & coniques, qui ne font ouvertes que par la pointe. On a réuffi également à corriger le ftrabifme, en plaçant une mouche de taffetas d'Angleterre, de la largeur d'une piece de douze fols, à quelques lignes du petit angle de l'œil, de chaque côté, afin que l'axe vifuel ne diverge point, & foit dirigé en droite ligne vers l'objet. J'ai fait, depuis peu de temps, la plus heureufe application de ce moyen facile & peu coûteux, fur une petite fille de deux ans & demi : le ftrabifme a difparu ; fon regard eft naturel. C'eft dans les premiers temps de l'âge tendre, qu'il faut corriger le vice de la vue dont il eft queftion dans cette note.

qu'on berce les enfants, en certains cas, pour les diftraire; mais je crois devoir blâmer leur indulgence, toujours dangereufe, quand il eft auffi aifé & auffi commun d'en abufer : en effet, il n'eft pas poffible qu'une mere ait toujours l'œil fur fon enfant; il eft des moments où il eft livré à la difcrétion d'une fervante, qui, pour fe procurer du repos, redouble le mouvement du berceau, fans faire attention que l'enfant en reçoit un dommage confidérable.

Lorfque l'enfant eft livré à une nourrice, loin des yeux maternels, cette nourrice n'ayant aucune crainte, fe comporte comme elle veut, & dépofe à fa volonté le titre de mere, qu'elle a pris par intérêt. Hélas! combien d'enfants font ravis à la fociété, par les dangereufes manœuvres de ces femmes mercenaires! qu'il me foit permis de citer, à ce fujet, un fait rapporté par M. Ballexerd, dans fa differtation fur l'éducation phyfique des enfants : tout ce qui a trait à notre but, qui eft de porter les meres à mériter ce titre, en nourriffant leurs enfants, doit trouver fa place dans cet Ouvrage.

» Une Dame étrangere , dit M. Bal-
» lexerd , que la curiosité avoit atti-
» ré dans la capitale d'un beau Royau-
» me , alla y visiter une de ces mai-
» sons qu'une sage politique & une
» piété libérale ont fondé richement
» en faveur des pauvres enfants trou-
» vés. Rien n'est plus propre que l'in-
» térieur de cette maison de charité ;
» & tous les petits soins y sont on ne
» peut pas mieux, remplis. Nous mon-
» tâmes avec empressement dans une
» salle haute, où nous vîmes quarante
» ou cinquante petits lits , entretenus
» très - proprement ; trois nourrices
» étoient dans cette salle, auprès de
» quinze petits enfants , dont le plus
» âgé pouvoit avoir douze ou quinze
» jours : mais ce qui diminua tout-à-
» coup la satisfaction de cette Dame,
» ce fut de voir ces petits enfants tous
» maigres , & presque expirants ; elle
» en demanda la cause à une sœur
» Religieuse, qui nous accompagnoit ;
» elle lui répondit d'un ton fort doux,
» que ces enfants étoient bien heu-
» reux de mourir, qu'ils alloient jouir
» d'une éternelle béatitude; elle ajouta
» tout de suite : *Il est bien à souhaiter*
» *aussi pour les gens de cet Hôpital , que*

» *les enfants qu'on y apporte, n'y vivent*
» *pas long-temps, parce que ſes revenus*
» *ne ſeroient pas ſuffiſants pour nourrir*
» *tant de monde.* La Dame étrangere,
» qui crut que ſes oreilles lui faiſoient
» un infidele rapport, fit répéter à la
» Religieuſe les paroles charitables
» qu'elle venoit de prononcer ; elle
» les prononça encore plus énergi-
» quement. Alors l'étrangere interdite,
» ſortit auſſi-tôt de ce lieu, en déplo-
» rant les malheurs de l'avarice, &
» les erreurs d'une piété mal enten-
» due. « Il n'eſt pas beſoin, je crois,
d'ajouter à ce récit les réflexions qui
doivent naître dans l'ame de toute
perſonne ſenſible.

ARTICLE VIII.

Néceſſité de laver ſouvent les Enfants.

C'EST une très-mauvaiſe méthode que de continuer à laver les enfants avec de l'eau tiede. Il eſt également abuſif de mettre du beurre dans l'eau, ou le vin, que l'on emploie pour le bain : ce mêlange onctueux ne fait que boucher les pores de la peau, ſans produire l'effet qu'on ſe propoſe, qui eſt de décraſſer : il arrive donc que la tranſpiration eſt ſupprimée, d'un côté, par le beurre dont on enduit la peau, tandis que toute l'habitude du corps eſt relâchée par l'eau ou le vin tiedes : c'eſt préciſément cet inconvénient qu'il eſt eſſentiel d'éviter ; car ſi la peau n'avoit pas aſſez de force pour réſiſter aux impreſſions de l'air, la tranſpiration varieroit avec les ſaiſons. C'eſt donc pour raffermir la peau, que les meres doivent laver leurs enfants à l'eau froide quelques jours après leur naiſſance : leur tendreſſe ne doit point s'allarmer de ce conſeil ; elles ne ſauroient donner à leurs enfants des marques plus réelles de leur attachement, qu'en prenant les précautions néceſſaires pour leur former une bonne conſtitution, & les préparer à des jours heureux, dont le cours ne ſera point troublé par les infirmités que les enfants de la molleſſe contractent dès le berceau.

Il me ſemble entendre les clameurs des meres, qui vont s'élever contre ce que je preſcris, de laver les enfants à l'eau froide quelques jours même après leur naiſſance. Il eſt vrai que des Auteurs d'un rare mérite n'ont oſé propoſer cette méthode comme utile, qu'après que l'enfant eſt ſevré; mais d'après l'expérience, & les Auteurs les plus accrédités, je ne crains pas de conſeiller d'avoir recours au bain froid, pour fortifier même les enfants foibles & délicats : il n'eſt qu'une circonſtance où l'on doive ſe diſpenſer de laver l'enfant à froid, c'eſt lorſque ſa foibleſſe eſt telle, qu'il y ait à craindre pour ſes jours, & qu'il ait beſoin de cordiaux & de chaleur. En vain allégueroit-on que les Franç ois ne reſſemblent pas à leurs redoutables aïeux; que dans les peuples d'Italie, on ne reconnoît plus aucun vestige de la force des Romains; qu'enfin l'espece humaine est abâtardie; s'il est un moyen de rendre à l'homme sa vigueur originelle, c'est de suivre la méthode que nous indiquons.

Un Médecin, de mes parents, avoit un fils qui, depuis sa naissance, avoit la santé la plus foible, & luttoit sans cesse contre la dissolution de son être : toutes les ressources de l'Art ayant été inutilement employées, pour fortifier cet enfant, il fut baigné à six mois, dans l'eau d'une riviere extrêmement rapide, qui étoit glacée; (ce qu'on ne se rappelloit point d'avoir vu dans ce pays) : depuis cette époque, l'enfant s'est fortifié; il a une force extraordinaire pour son âge, qui n'est que de quatre ans, & jouit de la santé la plus heureuse.

Lorsqu'un enfant est bien constitué, & que ses forces sont telles qu'elles doivent être dans l'état de santé, on ne sauroit pourvoir plus efficacement à sa conservation, qu'en le baignant à l'eau froide, dans la saison où il naîtra; on sera sûr de voir un enfant, ainsi baigné, plus fort à dix mois, que les autres à dix-huit. Je pourrois citer plusieurs enfants de Paris, qui

font

font l'admiration de tous ceux qui les voient, tant du côté du physique, que du côté moral. L'esprit s'émousse & s'énerve dans un corps valétudinaire; & par la raison contraire, il prend tous les jours de nouvelles forces, & brille avec plus d'éclat dans un corps sain & robuste.

Les filles ne doivent point être exemptes de la loi du bain froid : ce seroit une espece d'injustice que de ne pas leur faire subir cette épreuve avantageuse, sous prétexte qu'elles n'ont pas besoin d'être aussi robustes que les hommes; car il faut des forces, pour supporter les infirmités de la grossesse, de l'accouchement & des couches. Des femmes bien constituées ne peuvent qu'avoir des enfants robustes. L'éducation des filles ne doit différer en rien de celle des garçons, jusqu'à l'âge de quatre ou cinq ans, & même au-delà.

Quant à la maniere de laver l'enfant du premier âge, elle est toute simple. On prendra une éponge imbibée d'eau froide, & l'on commencera par laver le visage, les oreilles & le derriere de la tête; ensuite on viendra au col; on descendra au dos, aux reins ; on lavera enfin les bras & les extrêmités inférieures , sans mouiller le ventre ni la poitrine ; cette obfervation ne regarde que le premier âge ; dans le fecond , on les lavera fans ménagement ; enfin on lavera les cuiffes , les jambes & les bras. Si l'enfant jette des cris , ne vous étonnez pas pour cela ; il s'accoutumera bientôt à cette opération ; fes cris cefferont , & vous le verrez s'élancer de lui-même vers le baffin dans lequel vous devez le laver.

Quelque temps qu'il faffe , il ne faut pas ceffer un feul jour de laver votre enfant : dans la belle faifon , vous pourrez le plonger dans un fceau, dans quelque ruiffeau ou dans quelque riviere. Les enfants qu'on aura ainfi lavé , doivent être vêtus très-légérement , tant le jour que la nuit : ce feroit détruire le bon effet des bains froids , que de tenir ceux qui les ont pris dans des endroits chauds , & de les couvrir de hardes ; ils doivent vivre au grand air , foit pendant l'été, foit pendant l'hiver. Il eft étonnant de voir avec quelle promptitude les enfants ainfi élevés croiffent & fe fortifient , tandis que ceux qui ne fortent

jamais, lorsqu'il fait froid, font toujours enrhumés, foibles, pâles, lan-
guiffants, bouffis, triftes, noués ou
rachitiques, & meurent dans l'enfance, ou vivent miférables.

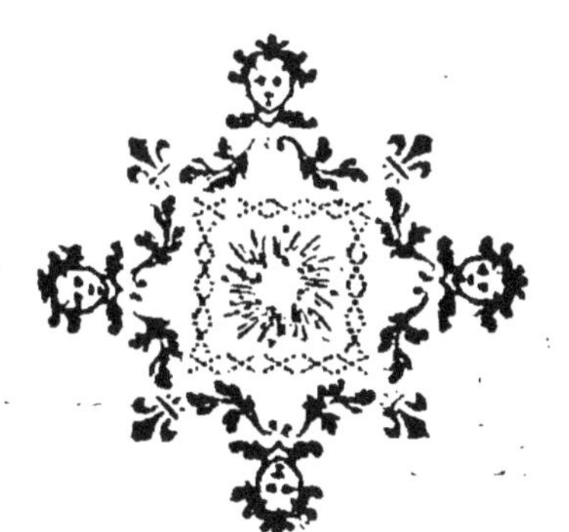

ARTICLE IX.

Maniere de nourrir les Enfants.
Soins qu'on doit leur donner.

LE lait de la femme accouchée, est la nourriture la plus naturelle que l'on puisse donner aux nouveaux nés ; elle peut leur suffire pendant long-temps : il est même bon de les régler dès les premiers jours de leur vie, & de ne leur donner à tetter qu'à certaines heures, en petite quantité d'abord, & toujours en augmentant, à mesure que leurs organes se développent & se fortifient.

C'est un abus funeste que de donner à tetter aux enfants aussi-tôt qu'ils crient, & de se persuader que la faim est la cause de leurs cris : cette fausse persuasion fait qu'on prodigue au nourrisson un aliment qui surchargera bientôt son estomac, & sera rejetté par le vomissement, après avoir procuré une tranquillité apparente & momentanée. Souvent aussi, les enfants ne s'impatientent que par rapport à la malpropreté, & les ordures dans lesquelles on les laisse. Une mere attentive saura bien distinguer les clameurs de la faim, du cri de la douleur que causent les tranchées & la dentition : elle observera s'il y a plus de deux heures que son enfant n'a tetté ; & dans ce cas, elle présentera son sein à ses levres empressées. Les cris que fait un enfant lorsqu'il a faim , n'ont rien de plaintif ; ils sont suivis, & non interrompus ; ceux, au contraire, que causent les tranchées , sont tantôt plus aigus, tantôt ils le sont moins. Outre ce signe, on observera que l'enfant aura le ventre un peu enflé , sensible & dur : abstenez-vous alors de présenter le mamelon. Lorsque ces cris durent trop long-temps, cherchez à en connoître la cause, & à y remédier.

J'ai dit que le lait de la mere peut suffire aux enfants pendant long-temps ; ils pourroient même se passer de toute autre nourriture, jusqu'après la poussée des vingt premieres dents : mais on est dans l'usage condamnable de bourrer les enfants de bouillie , & autres aliments indigestes & mal sains ; c'est de cette source , que dérivent la plupart des maladies auxquelles l'âge tendre eſt ordinairement en proie.

La bouillie, ſur-tout, eſt l'aliment le plus pernicieux que l'on puiſſe donner aux enfants ; celle qu'on fait avec de la farine non fermentée, eſt la nourriture la plus indigeſte qui puiſſe leur être préſentée : leurs organes foibles & délicats encore, ne peuvent digérer cet aliment, qui n'a ſouffert aucune préparation, & qui n'eſt propre qu'à former un maſtic, qui engorge les routes du chyle, & obſtrue les glandes du méſentere. Les hommes les plus robuſtes pourroient à peine s'accoutumer à ne vivre que de bouillie ; leur eſtomac en ſeroit dérangé : comment veut-on que des enfants puiſſent ſupporter ce poids ?

La bouillie n'eſt pas plutôt dans l'eſtomac de l'enfant, que la farine ſe ſépare du lait, qui ſe caille & s'aigrit : cette colle épaiſſe forme enſuite un enduit au ventricule & aux inteſtins ; elle cauſe, par l'acidité qu'elle contraƈte, ces violentes coliques, qui enlevent ſouvent les enfants aux vœux de leurs parents alarmés. Auſſi, auroit-on tort de s'étonner de voir les enfants auxquels on donne de la bouillie ordinaire, maigrir ſenſiblement de tout le corps, tandis que le ventre eſt gros & bouffi.

Cependant, ſi la femme qui nourrit n'avoit point aſſez de lait pour fournir à la nourriture de ſon enfant, & qu'elle fût abſolument obligée d'avoir recours à un autre aliment, pour ſuppléer au défaut de ſon lait, elle pourroit faire une bouillie claire avec de la mie de pain bien cuite, & y mêler, s'il étoit néceſſaire, un jaune d'œuf; mais il en faudroit donner peu à la fois, cette bouillie étant très-nourriſſante.

N'éveillez jamais un enfant pour lui donner à tetter; comm'il dort preſque toujours pendant les deux premiers mois de ſa vie, il ne ſaut point troubler ſon repos. Quand on manque à cette regle, il arrive ſouvent que les enfants crient long-temps, ſans ſe rendormir; qu'ils s'inquiétent, s'agitent; & l'on croit qu'ils ſont tourmentés par des tranchées, tandis que leurs cris ne ſont que l'effet de l'impatience; alors on leur donne des huiles, qui cauſent des coliques véritables, en ſe ranciſſant : ces accidents n'euſſent point eu lieu, ſi l'on avoit laiſſé à la nature un peu plus de beſogne à faire.

Lorsqu'on ſe ſera aſſuré qu'un enfant a des tranchées, on lui donnera un peu d'eau miellée, ou de ſirop de chicorée ſauvage ; & on l'agitera ſur les bras : ſouvent ces ſortes de mouvements opérent plus que les remedes. Il eſt ſur-tout ſalutaire aux enfants de leur faire prendre de l'exercice dans des chars, ou autres machines deſtinées à cet uſage ; ils ſont alors dans une attitude moins fatiguante que ſur les bras ; en été, ils ſont moins échauffés : cette obſervation eſt très-eſſentielle ; & il importe beaucoup aux meres de ne pas la perdre de vue.

Quand on porte un enfant ſur les bras, il eſt bon de le changer ſouvent d'un bras à l'autre ; afin que le corps penchant alternativement des deux côtés, l'épine ne prenne aucune inflexion, aucune tournure difforme, & que les vertebres ne contractent aucun vice de conformation.

Les enfants doivent être tenus le plus proprement que l'on pourra : la propreté entretient une tranſpiration douce ; & la gaieté qu'elle leur cauſe, ne contribue pas peu à l'entretien de leur ſanté.

La malpropreté, au contraire, entraîne mille inconvéniens : les enfants
crient alors ; & leurs cris font naturels. Quel eſt l'homme adulte qui ſouf-
friroit en paix d'être garroté dans la
fange , dont il ſeroit obligé de ſupporter la puanteur ? Cette malpropreté eſt une ſuite néceſſaire de l'u-
ſage du maillot : ſi l'enfant étoit libre
dans ſon berceau, on ſeroit plus exaƈt
à le changer, parce qu'on s'apperce-
vroit plutôt que ſes linges ſont mouil-
lés, ou ſales. Il eſt donc de toute néceſſité de changer les linges des enfants , toutes les fois qu'ils les ont
ſali ; mais, que ces linges ſoient ſecs,
& jamais chauds, quelque temps qu'il
faſſe. Outre cette précaution, lavez
au moins le nourriſſon deux fois par
jour, dans les plis des cuiſſes, avec
une petite éponge ; vous le garantirez
ainſi des rougeurs, des cuiſſons, qui
s'excorient ſouvent, & cauſent bien
de douleurs & de cris.

C'eſt une coutume très-blâmable,
& mal entendue, que de jetter de
la farine, ou de la pouſſiere de bois,
entre les cuiſſes des enfants, pour
les empêcher de ſe couper ; c'eſt ajouter une malpropreté nouvelle à celle

que cauſent l'urine ou les excréments.

Mais, je le répéte encore, n'em-maillotez point vos enfants, comme on le fait ordinairement, & ne les ſerrez point avec des bandes ; laiſſez leurs membres ſe mouvoir en liberté, ſans craindre qu'ils deviennent dif-formes : les boſſus & les cagneux ſont des êtres contre nature ; on n'en trouve point parmi les peuples qui habitent les climats brûlants de la Zone Tor-ride, ou qui vivent parmi les frimats de l'Amérique ſeptentrionale. Les Ca-raïbes & les Eſquimaux ſont les hom-mes les mieux faits, & de la taille la plus haute, parce qu'ils ne con-noiſſent ni maillot, ni bandes, ni tout cet attirail inutile & dangereux pour l'enfance, que les nourrices em-ploient.

L'uſage du maillot eſt encore une des cauſes de la dépopulation, en ce qu'il rend le baſſin difforme, & en diminue le diametre dans les filles. Ce fait n'a pas beſoin d'explication. On ſerre ordinairement les bandes avec force : non-ſeulement la poitrine eſt comprimée, par ce moyen ; mais comme la figure de l'enfant forme (à part la tête) une eſpece de py-

ramide, dont la bafe eft la poitrine,
& la pointe eft formée par les pieds :
il fuit delà que l'enfant eft également
ferré par-tout, puifque la pyramide
eft infenfiblement formée par les cir-
convolutions des bandes ; par conféquent, l'accroiffement des parties eft
gêné de toutes parts, & le baffin ne
peut acquérir les dimenfions qu'il doit
avoir dans l'état fain & naturel. Cependant une fille grandit, devient nu-
bile ; on la marie ; mais elle ne furvit
pas à fon premier accouchement, &
les feux de l'Hyménée fe changent
bientôt en flambeaux funéraires : les
foins que l'on a pris de l'enfance de
cette jeune perfonne, ont été les
principes de fes fouffrances, & la
caufe de fa mort. Parents barbares
& inhumains, jufqu'à quand ferez-
vous affervis à des ufages pernicieux ?
jufqu'à quand le préjugé étouffera-
t-il en vous lé cri de la tendreffe pa-
ternelle ? ne donnez-vous la vie à vos
enfants, que pour leur faire avaler à
longs traits un poifon lent, dont l'effet
eft toujours terrible, & pour les voir
moiffonnés au midi de leurs ans ?

Et vous, meres tendres & fenfibles,
jetterez-vous encore un œil indiffé-

rent fur les maux qui menacent vos enfants, s'ils font livrés à des mains étrangeres ? voudriez-vous vous expofer au regret cuifant d'avoir facrifié votre progéniture au preftige d'une erreur populaire ? l'humanité vous parle en faveur de vos enfants ; elle vous crie de fuivre à leur égard les loix que la nature a gravé au fond de votre cœur ; ne troublez jamais fes opérations.

Accoutumez vos enfants à dormir au grand jour, & au bruit. Que le berceau foit tout-au-plus couvert, en été, d'un voile très-léger, pour garantir le nourriffon de la piqûre des infectes volants. Ecartez du berceau les mauvaifes odeurs ; & renouvellez fouvent l'air de la chambre.

Lorfque l'enfant s'éveillera, & que vous le leverez de fon berceau, gardez-vous de l'expofer tout-à-coup au grand jour ; ce paffage fubit ébranleroit tellement l'organe de la vue, qu'on le verroit entrer en convulfion : une imprudence de cette efpece peut rendre un enfant aveugle, ou altérer fes yeux pour toute la vie. Les clignotements fouvent répétés des enfants au berceau, font des preuves non équivoques de l'incommodité que leur caufe le grand jour.

Tant que la femme-nourrice garde le lit, elle doit fe mettre fur fon féant, toutes les fois qu'elle veut donner à tetter à fon enfant ; car fi elle en agiffoit autrement, & qu'elle préfentât la mamelle, fans fe lever, elle pourroit s'endormir, & l'enfant rifqueroit d'être étouffé.

Toutes les parties de l'enfant étant comme une efpece de cire molle, qui reçoit les impreffions qu'on lui donne, la nourrice aura la plus grande attention à moucher l'enfant avec le plus de délicateffe qu'il lui fera poffible d'employer, pour ne point défigurer le nez : on fent affez combien ce point eft effentiel.

Pour peu qu'un enfant foit joli, tout le monde fe croit autorifé à lui faire des careffes ; & les nourrices paroiffent flattées de ces égards. Il eft des gens mal-fains, qui ofent imprimer des levres immondes fur celles du nourriffon, & flétrir cette fleur à peine naiffante, du fouffle empefté de leur haleine. C'eft ainfi que les enfants contractent quelquefois des maladies opiniâtres, telles que la gale,

H

des dartres, des boutons, des ulceres,
& souvent les infirmités attachées à la
débauche. Une mere attentive parera
à tous ces inconvénients. C'est à elle
seule que l'enfant doit ses premieres
caresses : c'est à elle seule, ou à son
époux, qu'est réservé ce plaisir pur
& vif, qui fait palpiter les entrailles
paternelles, quand ils pressent leurs
enfants sur leur poitrine.

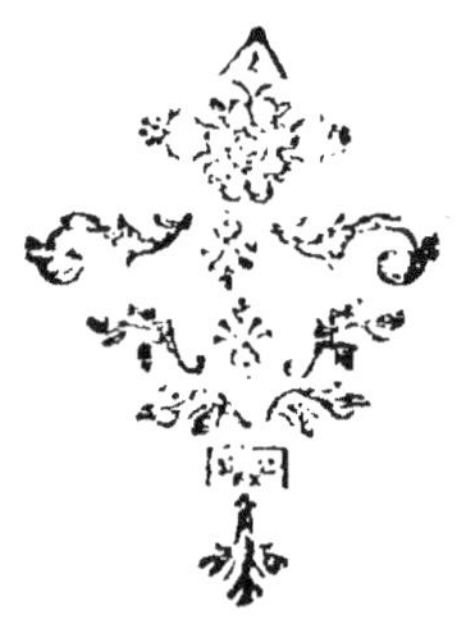

ARTICLE X.

Choix d'une Nourrice.

ORSQUE la mauvaise santé, ou des obstacles particuliers & insurmontables, empêchent une mere de pouvoir nourrir son enfant, c'est un devoir sacré pour cette mere de choisir une nourrice capable de remplir les fonctions dont elle est forcée de se dispenser. Mais ce choix ne sauroit être trop scrupuleux, tant du côté physique, que du côté moral. La nourrice à laquelle vous devez vous attacher, ne doit être ni trop jeune, ni trop vieille, ni trop grasse, ni trop maigre ; une brune est préférable à une blonde ; le coloris de son teint doit être peu foncé, sa carnation belle, son regard doux & agréable, son haleine aisée, sa respiration libre, ses dents blanches, & sa bouche bien meublée, sa poitrine large & bien arquée, ses mamelles fermes & d'une moyenne grosseur : observez qu'elle ne soit point enceinte, qu'elle n'ait point fait une fausse

H ij

couche, que fon lait foit abondant, & proportionné à l'âge de l'enfant; le lait d'une femme qui auroit accouché depuis plus de fix mois, feroit une nourriture trop folide pour l'enfant, comme nous l'avons déjà dit (art. VI); la nature varie la confiftance du lait dans les animaux, en raifon de l'âge de leurs petits; cette fage précaution étoit néceffaire pour le bien de l'efpece.

Mais ce n'eft point affez qu'une nourrice ait les qualités phyfiques dont on vient de voir l'énumération; elle doit être auffi faine de cœur, que de corps: qu'elle foit douce, vive, enjouée; que fon maintien annonce la candeur; fes yeux, le calme de fon ame; qu'elle ne foit ni colérique, ni portée à l'ivrognerie, ni peureufe: tachez, enfin, d'en rencontrer une qui foit exempte de paffions violentes, & qui fache fe paffer des careffes amoureufes de fon mari, fans en concevoir du chagrin; car, alors, la violence de fes defirs feroit dégénérer fon lait. On fent affez à quels dangers feroit expofé un enfant entre les mains d'une nourrice vicieufe & emportée; il feroit inutile d'entrer dans de plus amples détails fur cet objet.

Si l'on garde la nourrice à la ville, il faut avoir attention de ne pas lui faire changer tout-à-coup de maniere de vivre; ce changement feroit dangereux pour l'enfant; les aliments dont elle fe nourrira, ne doivent qu'être mieux choifis; & puifque le régime qu'elle tenoit à la campagne, confervoit fa fanté, on doit lui permettre de le fuivre, à quelque chofe près. Les femmes des campagnes ne fe nourriffent prefque que de végétaux : cette nourriture n'eft pas la moins faine; elle eft plus dans la nature que celle qui flatte fi fort le palais délicat de nos Dames; d'ailleurs, l'habitude eft, comm'on dit, une feconde nature.

C'eft par toutes ces raifons, qu'il ne faudroit pas faire paffer tout-à-coup une nourrice d'une maniere de vivre frugale & villageoife, à des mets fucculents & exquis; donnez-lui des aliments fimples, & de facile digeftion; les viandes bouillies & rôties lui conviennent mieux, que les ragoûts épicés ou falés; qu'elle évite la falade, les fruits acides, & qui ne font pas mûrs, ainfi que les liqueurs fortes; qu'elle boive du vin en petite quan-

H iij

tité, ſi elle y eſt accoutumée : quant à l'exercice, qu'on ne permette pas qu'une nourrice reſte dans l'inaction ; la pareſſe lui ſeroit nuiſible, autant que la fatigue exceſſive ; mais qu'elle s'exerce à différentes choſes, dans les moments où l'enfant dort. Elle le promenera ſouvent à l'air libre : il vaut mieux quelquefois qu'un enfant ſouffre un peu de froid, que de vivre continuellement dans le mauvais air des appartements échauffés par des poëles, & comme ſcellés hermétiquement.

Quand les nourrices ſont ainſi ſous les yeux des parents de l'enfant, on eſt à portée de les obſerver de près, & de les changer à propos : ce temps eſt ordinairement marqué par le dégoût que le nourriſſon prend pour le lait qui lui eſt offert.

Mais ſi vous êtes réſolu, ou forcé de livrer votre enfant à une nourrice à la campagne, ayez ſoin d'en choiſir une qui habite un pays découvert : l'air que cet enfant reſpireroit dans des lieux environnés de marais ou d'étangs, le conduiroit bientôt au tombeau. La maiſon de la nourrice doit être élevée, pour que l'enfant

y croisse en santé, élevée & éclairée
par les rayons du soleil : on voit tous
les jours que les enfants nourris dans
des pays bas & humides, sont bouffis,
cacochymes, rachitiques, ou écrouelleux ; cette observation est constante ;
il n'est personne qui ne soit à même
de la vérifier. L'inconvénient du mauvais air n'est pas le seul que les parents aient à craindre ; il en est une
infinité d'autres qu'ils ont le plus grand
intérêt d'éviter : je vais en exposer
une partie dans l'article suivant.

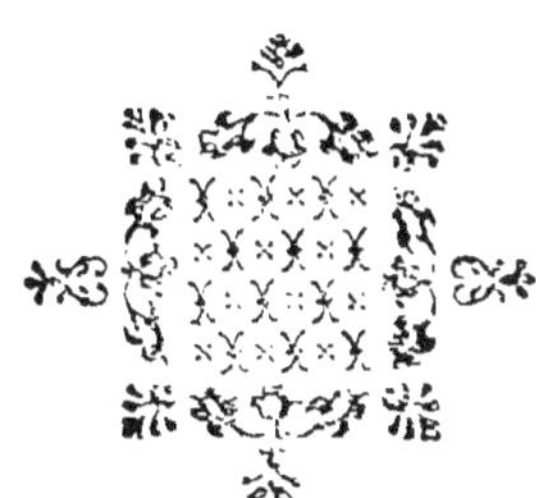

ARTICLE XI.

Combien il eſt dangereux de mettre les Enfants en nourrice.

UNE mere doit s'eſtimer heureuſe lorſque, forcée à éloigner d'elle le fruit de ſa tendreſſe, elle rencontre dans une nourrice toutes les qualités dont je viens de parler. Mais un tréſor de cette eſpece eſt bien rare ; ſouvent les ſerpents ſont cachés ſous les fleurs ; & la nourrice que l'on croira la plus ſaine, la plus paiſible, la plus ſage, ſera celle qui fera couler dans les veines de ſon nourriſſon le poiſon des infirmités & des vices.

Que peut-on ſe promettre, en effet, d'une femme qui, par intérêt, prive ſon enfant de la nourriture qui lui eſt due, pour la partager, ou la donner en entier à un étranger ? peut-on raiſonnablement ſuppoſer des ſentiments d'humanité dans ces femmes qui dépoſent ſi facilement le titre de mere ? eſt-il naturel de penſer qu'elles aient pour un enfant dont elles connoiſſent à peine les parents, des égards qu'elles refufent à celui qu'elles ont porté dans leur fein ?

Mais fuppofons ici des cas ordinaires ; & voyons quel eft le fort d'un enfant qu'on dit vulgairement *n'être pas mal tombé*. A peine cet enfant eft-il né, qu'une nourrice s'en empare ; on a ajouté foi au roman qu'elle a tiffu ; on la croit faine & robufte ; elle paroît propre dans fes ajuftements, & douée des qualités que l'on peut defirer en elle : *Mon lait n'eft point vieux,* vous a-t-elle dit ; *je ne fuis point femme à vous tromper . . . . ; je n'habite pas avec mon mari.* Tels font à-peu-près les difcours que les nourrices tiennent, lorfqu'elles fe préfentent pour fe louer.

Mais je veux que fon lait ne foit point vieux, & qu'il vous ait paru bon ; & je vous demande fi ce lait vaut celui de la mere du nourriffon ? croyez-vous qu'il foit proportionné à la délicateffe de fes organes ? non, fans doute ; en le fuçant, le nouveau né fe repaîtra d'une fubftance étrangere à celle dont il eft paîtri ; voilà le premier danger auquel il eft expofé ; heureux fi les fuites n'en font pas funeftes.

Cet enfant arrive enfin dans la maifon de fa nourrice ; le voilà tranf-

planté, pour ainsi dire, dans un nouveau sol : que de souffrances lui sont
préparées ! souvent sa nouvelle mere
s'affoiblit & s'épuise, en voulant allaiter à-la-fois son nourrisson & son
propre enfant, pour faire un plus
grand profit ; il résulte de ce double
emploi du lait, que les deux enfants
participent à la foiblesse de la nourrice, & que très-souvent tous les trois
sont portés dans la même tombe.

D'ailleurs, en supposant encore que
cette nourrice n'allaite que votre enfant, le croyez-vous plus en sûreté ?
portez votre attention sur tout ce qui
l'environne, & bientôt vous revien-
drez de votre erreur : les habitations
des paysans sont presque toujours
basses, humides, environnées de fu-
mier, puantes & mal saines : on sait
que les mauvaises odeurs sont funestes aux enfants ; & si ceux des gens
de la campagne y résistent, c'est qu'ils
les respirent depuis l'instant de leur
être, & que leur constitution est incomparablement plus forte que celle
des enfants des villes ; la raison de
cette différence est que les meres des
enfants de la campagne n'ont cessé de
vaquer à des occupations pénibles,

pendant tout le temps de leur groffeffe, tandis que les autres ont vécu
conftamment dans la molleffe & l'oi-
fiveté; il ne faut donc pas s'étonner
que des enfants robuftes naiffent d'u-
ne mere robufte, & qu'ils réfiftent fi
bien à un air qui devient mortel aux
nourriffons nés de meres foibles, &
d'un tempérament détruit par l'excès
des plaifirs, ou par le foin même qu'elles prennent de le rendre meilleur.
Ainfi, meres du bel air, vos enfants
périront fouvent où ceux des payfans
croîtront à vue d'œil (1).

Ce n'eft pas tout encore; l'enfant
eft garroté à la façon de la nourrice;
il eft porté aux champs, quand les
travaux y demandent la fauffe mere;
là, ferré dans fon maillot, il reftera
quelquefois une demi-journée fous un
arbre, fans qu'on faffe attention aux
cris perçants & plaintifs dont il rem-
plit l'air; abymé, pour ainfi dire,
dans fes excréments, il en refpire
l'odeur; l'âcreté des urines ronge la
peau des cuiffes de cet enfant; & la

(1) Je n'établis point comme une regle invariable,
que des meres débiles mettent toujours au monde
des enfants foibles; cette loi, je le fais, fouffre
beaucoup d'exceptions; mais elle n'eft pas moins
vraie, & digne de la plus férieufe attention.

douleur que caufe cette excoriation, lui fait pouffer de nouveaux cris, plus forts que les premiers; il devient, par gradation, rouge, violet, noir; il furvient des hernies, & d'autres infirmités, qui lui annoncent les jours les plus triftes, s'il furvit aux maux qui l'environnent.

Si la nourrice ne va point aux champs, les inconvénients font les mêmes; les foins de fon ménage l'empêchent de veiller à l'enfant qu'elle nourrit; s'il crie, on le laiffe crier; le plus fouvent, on ne le change qu'une fois le matin, & une fois le foir : telle eft l'habitude de la plupart des femmes nourrices. Souvent elles livrent leurs nourriffons à d'autres enfants, qui ne pouvant les foutenir, les traînent, & les eftropient.

A tous ces inconvénients, joignons toutes les caufes qui peuvent altérer le lait des nourrices. Une mere n'apprend fouvent que fon enfant tette du mauvais lait, que lorfqu'il n'eft plus temps d'y apporter du remede; les nourrices intéreffées à cacher les indifpofitions qui les mettent hors d'état de nourrir, différent tant qu'elles peuvent d'avertir les parents de leur nourrifion, fon, qui dépérit pendant ce temps, & paroît enfin aux yeux d'une mere éplorée, comme un éclair qui n'a que la lueur d'un inftant. J'ai vu une nourrice rapporter une camifole pourrie, dans laquelle fon nourriffon étoit mort, & où j'apperçus des lambeaux de chair, & des preuves non équivoques que l'enfant avoit fuccombé à une putréfaction très-confidérable; j'ai vu cette malheureufe foutenir impudemment que des convulfions avoient enlevé le jeune malade. Celle que j'avois été forcé de donner à ma fille, ne la nourriffoit qu'avec du pain trempé dans du vin : lorfque je fus averti, l'enfant n'avoit qu'un fouffle de vie; c'étoit un fquelette vivant. Tremblez . . . tremblez, meres fenfibles !

Il n'eft aucun danger auquel un enfant ne foit expofé entre les mains d'une nourrice, loin des yeux maternels : & s'il en eft quelques-unes qui s'attachent à leurs nourriffons, elles leur font prefque autant de mal, en leur prodiguant des foins mal entendus, que fi elles les euffent négligé; elles les étouffent, à force de les couvrir; elles leur donnent la mort , en les faifant pafler trop fubitement à une nourriture trop forte, que leur eftomac ne peut digérer ; delà viennent tous les maux dont eft affligé la moitié (au moins) des enfants qui font nourris par d'autres que par leurs meres.

L'enfance eft fujette à plufieurs maladies ; & c'eft dans ces circonftances que les foins deviennent plus néceffaires. Les premiers temps de l'âge tendre font troublés par des coliques violentes , par des convulfions, & autres accidents de la dentition : il faut alors beaucoup de patience, & des attentions , que l'on ne doit attendre que d'une mere ; une nourrice les refufe à fon nourriffon , ou par impatience , ou par infenfibilité , ou par défaut de temps ; & l'enfant qui eût furvécu à ces accidents , y fuccombe enfin. Ce n'eft pas là une des moindres caufes de la dépopulation; la chofe a été vérifiée ; je ne crains pas de trop avancer , en difant que des enfans mis en nourrice la moitié périt, un quart eft infirme, ou eftropié , & l'autre quart feulement refte fain.

C'eft pour prévenir , autant qu'il eft

poffible , les malverfations des nourrices à l'égard des enfants , que M.
de Sartine , ancien Lieutenant - Général de Police de la ville & banlieue
de Paris, en donnant une nouvelle
forme au Bureau - général des nourrices , établi dans la Capitale pour le
bien de l'humanité , créa des Infpec-
teurs, dont le devoir eft de parcourir
les campagnes , & d'y veiller à la
fûreté des enfants. Un réglement auffi
fage devroit être fuivi dans dans toutes les grandes villes du Royaume :
le beau zele qui rend M. de Sartine
fi cher aux habitants de la Capitale ,
& fi recommandable à ceux de la
Province , conferve chaque année à
l'Etat des citoyens que la mort lui
eût enlevé (1). Tant de vertus ont

(1) En convenant que l'établiffement du Bureau
des nourrices dans les Capitales des Provinces, feroit utile fur-tout aux Villes d'une grande population,
je croirois qu'on pourroit en former dans une Ville
quelconque, qui poftéderoit dix-huit ou vingt mille
habitants ; les moyens que je propofe pour cela ,
font fi aifés , fi peu onéreux pour les parents, fi
peu coûteux, fi avantageux pour la fûreté des enfants , des peres, des meres, & des nourrices , qu'on
peut en tirer avantage même dans les Villes du troifieme & quatrieme ordre ; d'ailleurs , tant de bran-
ches d'utilité publique font attachées à l'exécution
de ce projet, qu'il eft à préfumer que le Miniftere , dont les vues font dirigées fur les intérêts des
peuples, fous un Roi magnanime & bienfaifant, il
eft à préfumer, dis-je, que le Miniftere tendroit

enfin été couronnées par un Roi juste,
ami de ses sujets.

Les passions se communiquent à
l'ame, comme les maladies se communiquent au corps : le lait, qui avant
de sortir des mamelles de la nourrice,
s'est identifié avec ses humeurs, por-
tera dans le corps du nourrisson le
caractere du tempérament de celle
qui l'allaite ; ainsi l'enfant sera enclin
dans la suite à la haine , à la jalousie,
à la joie , à la tristesse , *&c.*, selon
que la mere aura été agitée de ces
différentes passions. On ne sera donc
pas surpris de voir les enfants sujets
à différents vices , quand on saura
qu'ils ont pris leur source dans le
sein d'une femme vicieuse. Ceci conduit à bien de réflexions, qui sont
toutes dans la nature, & sur lesquelles
il seroit , par conséquent, inutile de
s'appesantir ; je ne citerai , à ce sujet,
qu'un seul exemple, qui prouve combien les qualités corporelles & intel-
lectuelles participent à celles du lait
des nourrices.

Un de mes amis , âgé actuellement
de 39 ans , ne suça d'autre lait que

aux instituteurs de ces Bureaux une main secourable.
Voyez ce plan à la page 111, art. XIII.

celui d'une chêvre : l'animal quittoit les bois quatre fois par jour, à la même heure, pour venir au village allaiter fon nourriffon : on n'avoit d'autre précaution à prendre, à cet égard, que de le coucher à terre, la face tournée en haut. Mon ami, aujourd'hui Prêtre dans une Paroiffe de Paris, a la plus heureufe conftitution; il eft léger, ingambe, gai ; mais inconftant au-delà de toute expreffion ; qualités qui lui ont été tranfmifes par fa mere nourrice : il m'a dit fouvent que toutes les fois qu'il voyoit une chêvre, fes entrailles tréfailloient, & qu'il éprouvoit une efpece d'attendriffement.

La féparation des enfants d'avec leur nourrice, entraîne auffi après elle des fuites fouvent défagréables, & funeftes quelquefois : il n'eft pas rare de voir que fa fanté s'altére après cette féparation, tant l'enfance eft fenfible. La premiere chofe que l'on fe propofe, en retirant un enfant, c'eft de lui faire oublier fa nourrice; c'eft ici une premiere leçon d'ingratitude : on fe fâche, on s'irrite même contre un enfant qui pleure fa nourrice ; & on ne s'apperçoit pas

que c'eſt lui apprendre à oublier auſſi
aiſément ſa véritable mere : on s'ap-
plique ſeulement à donner à cet enfant un air affable & poli ; mais il
arrive qu'il ne s'attache à perſonne,
& que ſon ame s'accoutume à l'indifférence : auſſi ne voit-on des enfants pervers & ingrats envers leurs
parents, que parmi ceux qui n'ont
pas ſucé le lait de leur véritable mere,
tandis que celles qui ont nourri, jouiſſent de la ſatisfaction inexprimable
de voir l'attachement & le reſpect
de leurs enfants ſe fortifier avec l'âge.
Une des cauſes de l'inſenſibilité d'ame
de la plupart des enfants qui n'ont
pas été nourris dans la maiſon pa-
ternelle, c'eſt la maniere dont on les
reçoit quand ils y arrivent : il eſt
des meres qui exigent ſur-le-champ
des careſſes de la part de ces enfants,
affligés d'avoir perdu celles qu'ils re-
gardoient comme leur véritable mere ;
elles rebutent ces enfants, & les jettent dans un déſeſpoir qui dure quelquefois long-temps. Quand on paroît
injuſte à un enfant, c'eſt l'autoriſer,
en quelque ſorte, à être colérique,
c'eſt le révolter ; le contraindre, c'eſt
le préparer à la diſſimulation & à la

haine fecrete ; c'eft - là ce qu'on appelle vulgairement *un mauvais caractere :* il eût été excellent, fi on ne
l'eût forcé à changer de nature. Les
enfants qui font le plus affligés de
la perte de leur nourrice, font ceux
dont les parents doivent fe promettre
plus de confolation ; leur ame fera
fenfible ; il ne s'agit que de cultiver
leurs heureufes difpofitions.

ARTICLE XII.

*Des avantages que les meres trou-
veront à nourrir leurs enfants.*

CONFIER ſes enfants à une nourrice mercenaire, c'eſt agir contre
le vœu de la nature, c'eſt déranger
ſes opérations. Nous venons de faire
voir à quels dangers cette méthode
barbare expoſoit les meres ; voyons
maintenant les avantages qu'elles re-
tireront, en bravant, à cet égard,
les préjugés & les conſeils toujours
ſuſpects des agréables, ou des commeres.

Les raiſons que les femmes allé-
guent ordinairement, pour ne pas
nourrir, n'ont preſque jamais un fondement bien ſolide ; l'amour des plaiſirs, ou de l'oiſiveté, en eſt le plus
ſouvent le mobile ; on craint d'affoiblir ſa ſanté ; le mari n'a pas beſoin,
dit-on, d'être troublé dans ſon ſommeil ; nous en ſerons quittes à meilleur marché, en mettant notre enfant
en nourrice : tels ſont à-peu-près les
motifs qui engagent les meres à re-

fufer leurs mamelles à leurs enfants.
Attaquons chacune de ces objeċtions
en particulier.

Il eſt aifé de prouver que la fanté
d'une mere , loin d'être affoiblie ,
quand elle nourrit , fe fortifiera au
contraire : cette opération étant felon
le vœu de la nature, ne fauroit avoir
des fuites funeſtes ; ce feroit faire
injure au Créateur, que d'avoir cette
idée. Le lait dont les feins fe rem-
pliſſent auſſi-tôt après l'accouchement,
n'a d'autre deſtination que de fervir
à la nourriture de l'enfant; il ne faut
point de travail, point d'art pour la
préparer ; à peine le nourriſſon ap-
plique-t-il fes levres délicates fur le
mamelon, que cette rofée falutaire
coule d'elle-même , au grand foula-
gement de la mere.

Mais lorſqu'elle n'allaite pas fon
enfant, que de peines elle aura à
eſſuyer pour faire *paſſer fon lait !* Une
fievre violente la menace ; on l'appelle communément *fievre de lait ;*
cette fievre eſt beaucoup plus violente & plus dangereufe , par conféquent , que celle qu'éprouvent les
femmes qui nourriſſent ; les fueurs
auxquelles on va l'aſſujettir, la diete ,

le lit, la privation d'air, conduiront
bientôt l'accouchée à une foibleſſe
extrême ; & malgré toutes les précautions que l'on prendra, le lait fera
peut-être des ravages terribles. Combien de femmes ne voit-on pas eſ-
tropiées, défigurées, impotentes,
couvertes de plaies & d'ulceres dégoutants & douloureux, à la ſuite
des dépôts de lait ! combien de femmes, dans les villes ſur-tout, périſſent dans la conſomption, ou traînent
la vie la plus languiſſante, pour s'être
gratuitement affranchies de la loi naturelle.

Les lochies ne coulent que pendant
huit à dix jours chez les femmes qui
nourriſſent, tandis que les autres ont
cette incommodité pendant quarante
jours ; cette excrétion eſt ordinairement ſuivie de fleurs blanches, qui
incommodent preſque toutes les femmes qui ne nourriſſent pas, & qui
conduiſent enfin à la ſtérilité, parce
qu'inſenſiblement le tiſſu de la matrice ſe relâche à un tel point, qu'elle
ne peut plus reprendre ſon ton naturel.

C'eſt encore une erreur que de
croire que la poitrine ſouffre lorſ-

qu'une mere allaite fes enfants. *Morton*, Médecin Anglois, auquel nous devons un très-excellent traité fur la pthifie, a obfervé, au contraire, que des femmes très-délicates ont recouvré leur fraîcheur & leur embonpoint, en nourriffant leurs enfants. Ainfi, par une jufte eftimation, les femmes qui ne nourriffent pas ont infiniment plus de fatigues à effuyer que celles qui nourriffent : celles-ci n'ont à craindre que d'être interrompues la nuit, pendant leur fommeil; mais cette peine, fi c'en eft une, eft-elle capable de balancer la joie inconcevable que reffent une bonne mere lorfqu'elle ferre fon enfant contre le fein où il doit trouver la vie? fi l'on éleve un enfant de la maniere que nous l'avons indiqué, à peine fe reveillera-t-il deux fois dans une nuit; & la mere s'accoutumera bientôt à ce genre de vie.

Mais le mari s'oppofe à la bonne volonté d'une mere; il ne veut point cette incommodité Raifon frivole : une femme n'a qu'à vouloir ; c'eft peut-être la feule circonftance où il lui foit permis de réfifter à fon mari: il n'eft point d'homme honnête qui ne se rende, dans ces sortes de cas, aux instances de son épouse : elle doit faire envisager à ce mari les dangers que son enfant auroit à courir en des mains étrangeres, & lui mettre devant les yeux les avantages, tant physiques, que moraux, qui seront procurés à l'enfant par les soins de son pere & de sa mere. Mais si après toutes ces considérations, un mari résistoit encore, une femme feroit fort mal de s'opiniâtrer, sur-tout avant l'accouchement ; il faudroit qu'elle se préparât à user de ruse, & à donner à tetter à son enfant, avant que la nourrice s'en fût emparée ; dans ce cas, il seroit plus facile de ramener un homme entêté ; il n'en est point qui s'opiniâtrât alors ; au contraire, un mari en deviendroit plus tendre, & les prétendues incommodités qu'il paroissoit redouter, seroient plutôt des plaisirs pour lui, que des peines. Si c'est par des raisons d'économie, qu'on met les enfants en nourrice, ce prétexte est encore bien futile ; & c'est bien peu entendre ses intérêts (1).

(1) Les Nourrices sont insatiables. On sait par expérience, que l'on n'a jamais fini de leur donner.

Il eſt cependant des états qui ne permettent abſolument pas aux meres de nourrir : celles qui ont le malheur de ſe trouver dans ces fâcheuſes extrêmités, doivent prendre toutes les précautions poſſibles pour le bien-être de leurs enfants, & les voir le plus ſouvent qu'elles pourront.

Enfin, les meres qui ſeroient encore tentées de ne pas nourrir leurs enfants, doivent conſidérer que leur

Il faut d'abord commencer par leur fournir une layette en regle, c'eſt-à-dire conſiſtant en mille petites choſes, que l'on paie aſſez cher, & dont la mere eût pu ſe paſſer aiſément, ſi elle eût gardé ſon enfant chez elle. Cette layette une fois donnée, on vient, au bout de quelques mois, vous ſommer de la renouveller en détail; tantôt une piece eſt uſée; tantôt une autre eſt trop étroite. Enfin, ce ſont tous les jours des nouvelles demandes & de nouveaux frais, outre ceux des mois de nourriſſage; car il eſt d'uſage de ne pas renvoyer les mains vuides ceux qui viennent, de la part de la nourrice, donner des nouvelles de l'enfant : il convient de faire boire le mari, le frere, ou le couſin, *&c.* de la fauſſe mere : & ces meſſagers reviennent ſouvent quand on les a bien traité. Je vous prie donc de me dire, mere économe, ſi vous ne trouveriez pas mieux votre compte en prenant auprès de vous, ſi vous le pouvez, une fille pour veiller ſur votre enfant, tandis que vous ſerez à votre commerce, ou que vous vaquerez aux occupations de votre état ? & ſi vos facultés ne vous permettent pas d'avoir un domeſtique, vous coûteroit-il autant de payer une femme *au mois,* pour ſoigner votre nourriſſon à certaines heures du jour ? il n'eſt point de femme parmi ce qu'on appelle *Bourgeois,* qui ſoit aſſez occupée pour n'avoir pas cinq à ſix intervalles d'un quart d'heure dans la journée, pour donner à tetter à ſon enfant.

K

opiniâtreté à perfifter dans ce dangereux préjugé qu'on leur a infpiré, peut détruire leur fanté de maniere que tout l'art des Médecins ne pourroit la réparer; que fi leurs enfants mis en nourrice, furvivent aux dangers qui les menaceront, ce fera par un heureux hafard; qu'ils auront peut-être fucé, avec le lait de la nourrice, le germe de plufieurs maladies cruelles & honteufes, ou la contagion des vices: elles doivent confidérer, enfin, que fi la nature promet mille douceurs aux meres tendres & fenfibles qui fuivront fes loix, un répentir amer, & peut-être inutile, pourra fuivre de près cette tranfgreffion.

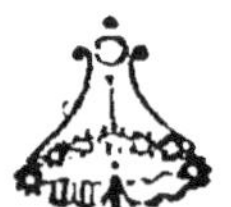

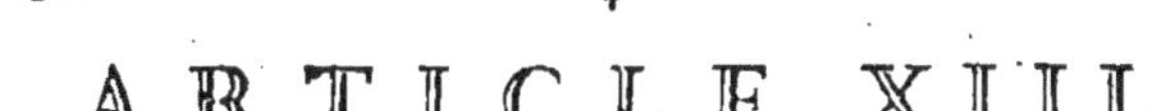

ARTICLE XIII.

Néceſſité & moyens de fonder des Bureaux de Nourrices dans les Capitales des Provinces.

LE luxe & l'orgueil ont multiplié nos beſoins, & reculé les bornes de la miſere publique : la ſomptuoſité des tables a banni des repas la noble ſimplicité des mœurs antiques ; des aromates incendiaires, que les Cuiſiniers ont l'art de faire circuler dans nos veines, ont été recherchés à grands frais, & ſubſtitués à des aſſaiſonnements plus naturels. On ne ſe contente plus des vins que fourniſſent nos climats ; il a fallu aiguiſer des goûts blaſés, par des liqueurs de toute eſpece ; & la force de l'opinion & de l'habitude a étouffé les cris de la nature, allarmée de tant d'excès : enfin, les générations ſont appauvries ; des conſtitutions cacochymes & débiles ont pris la place de ces heureux tempéraments qui conduiſoient nos anciens Gaulois juſqu'à la vieilleſſe la plus heureuſe, & ne les abandonnoit qu'aux portes du tombeau.

K ij

La débilité de nos organes, fuite ordinaire de l'intempérance, a fouvent fervi, & fert encore tous les jours de prétexte aux femmes, pour refufer à leurs enfants l'aliment qui leur eft deftiné : raifons de fanté, tyrannie de mode, amour des plaifirs, coupable indifférence, tout femble autorifer le nourriffage mercenaire, & concourir à faper lentement les fondements de la population.

On fe plaint généralement que l'efpece humaine dégénére, qu'elle s'affoiblit tous les jours, & que le nombre des individus diminue confidérablement. On a apperçu les caufes de ce fatal changement ; on a tenté de remédier à quelques abus ; mais les remedes n'ont été ni affez généraux, ni affez conftamment foutenus : c'eft ainfi que les meilleures inftitutions n'ont quelquefois qu'une durée éphémere, & ne produifent qu'un bien inftantané, lorfque l'autorité qui leur avoit donné l'être, venant à les perdre de vue, ceffe d'exciter & d'encourager le zele qui les foutenoit ; femblables à ces météores dont l'éclat éblouit le fpectateur étonné, & qui s'éteignent lorfque la lumiere qu'ils

répandoient au loin, manque d'aliment.

Depuis long-temps on se récrie
contre l'abus du nourrissage mercenaire ; des Écrivains célébres en ont
éloquemment démontré les dangers &
les funestes conséquences : on sait que
les fausses meres exposent leurs nour-
rissons aux accidents les plus cruels.
Nous avons dit que ces tendres victimes de l'indifférence maternelle sont
abandonnées quelquefois sous un arbre pendant des demies journées, lorsque la nourrice est aux champs ; qu'ils
croupissent alors dans la fange & les
excréments, livrés à la voracité des
insectes ; que les cris & les gémisse-
ments que la douleur & le désespoir
leur arrachent, ont les suites les plus
sinistres ; que des incommodités inom-
brables en font le fruit ; qu'il peut arriver que des parents reçoivent un
étranger dans leur famille, au lieu
d'un enfant que la nourrice aura laissé
périr d'inanition, ou de misere ; que
les enfants sucent, avec le lait, les défauts de celles qui les allaitent ; qu'ils
seront colériques, ivrognes, *&c. &c.*,
si la nourrice a été possédée de ces
passions ; que les enfants intimidés

par des fables ridicules, confervent fouvent, pendant toute leur vie, & malgré eux, les impreffions de pufillanimité qu'ils reçurent au berceau; enfin, que les vices écrouelleux, fcorbutique, ou vérolique, font fouvent tranfmis à des races pures, &c. &c.: malgré ces confidérations, on n'a pu encore arracher les racines du préjugé; le luxe & les befoins de la vie civile, ne permettront peut-être jamais que toutes les meres rempliffent les devoirs que la nature leur prefcrit à l'égard de leur fruit au berceau.

Les enfants étant l'efpoir de la nation, puifqu'ils doivent un jour être des citoyens, la faire fleurir au dedans, foutenir fa gloire ou accroître fa puiffance au dehors, c'eft fervir l'Etat que de s'occuper du foin de conferver ces êtres naiffants : ce fut auffi l'objet important que M. de Sartine eut en vue, en donnant une forme nouvelle & folide au bureau de nourrices établi dans la capitale, dans laquelle il a fait régner le bon ordre, la tranquillité, l'harmonie jufqu'au moment où le *Titus François* l'a élevé à des fonctions plus diftinguées : ce Magiftrat chéri de tous ceux qui ont eu le bonheur de le connoître, fut l'ame, l'appui, le protecteur de cet établis-sement; ses soins & sa vigilance en-troient dans tous les détails; & tout ce qui avoit trait à la conservation des enfants, avoit des droits sur son cœur bienfaisant : la Patrie a déjà éprou-vé qu'elle lui doit une infinité d'Ou-vriers, *&c.* qui ont été arrachés à la mort qui les menaça dès l'aurore de leur vie. En faisant examiner les fem-mes auxquelles on confie des nour-rissons, on a eu en vue de s'opposer aux progrès du mal vénérien : les fem-mes suspectes sont écartées du nour-rissage : on ne donne aux femmes saines que des nourrissons bien por-tants : on fait traiter les enfants trou-vés qui ont apporté la corruption du sein de leur mere : en un mot, les plus sages mesures sont prises pour que le germe des infirmités soit étouffé dès sa naissance.

Quoique la contagion des vices soit moins à craindre dans les Provinces, que dans la capitale, elle n'y est guere moins répandue, proportion gardée du nombre des habitants ; on voit le mal vénérien régner même dans les chaumieres où il paroiſſoit ne devoir jamais pénétrer. Les abus du nourriſſage mercenaire ſont les mêmes partout; & la ſeule voie que l'on eût pour les extirper , ſeroit d'établir un bureau de nourrices dans chaque capitale , ſous les auſpices de MM. les Intendants. On pourroit former ces établiſſements ſans frais quelconques, ſi l'on en excepte le loyer d'un appartement deſtiné à faire les viſites, recevoir les atteſtations de bonne vie & mœurs des femmes , *&c.* Voici une eſquiſſe des arrangements qu'on pourroit prendre.

1°. Il ſeroit établi , ſous les ordres de MM. les Intendants, & ſous leur direction immédiate , un bureau de nourriſſage, avec privilege excluſif, pour donner à la choſe une authenticité impoſante & légale.

2°. On inviteroit tous les citoyens de la ville & des environs à ne recevoir de nourrices pour leurs enfants, lorſque les meres ne pourroient nourrir, que lorſque ces nourrices auroient été jugées propres à remplir leurs fonctions, par un Médecin & un Chirurgien , qui ſeroient directeurs particuliers du bureau.

3°. Il seroit défendu, sous peine d'amende, à quelque nourrice que ce fût, de se charger d'aucun enfant de la ville & banlieue, sans s'être fait inscrire & agréer au bureau.

4°. Chaque prétendante au nourrissage seroit tenue de rapporter un certificat de bonne vie & mœurs, signé par le Curé & Consul de son village.

5°. Après l'avoir agréée, le bureau lui donneroit un billet de réception, & la feroit avertir lorsqu'il auroit un nourrisson à lui donner.

6°. On tiendroit un registre exact, coté & paraphé par qui de droit, du nom, surnom, qualité & santé de la femme agréée : son certificat de bonne vie & mœurs seroit pareillement enrégistré.

7°. Les nom, surnom & qualité des parents de l'enfant seroient également enrégistrés, ainsi que l'état des nippes & trousseau qui seroient donnés à la nourrice, dont elle demeureroit chargée, pour en rendre compte dans le temps : le double de cet état seroit aussi envoyé au Curé du lieu.

8°. Sous l'autorité de M. l'Intendant de la généralité, le bureau auroit une correspondance intime avec MM. les

Curés, afin que tous les mois ils don-
naſſent avis de la maniere dont les enfants confiés à des femmes de leur village ſont nourris, pour être informé
de leur maladie, & donner à ce ſujet
les inſtructions convenables.

9°. Il ſeroit établi, comme à Paris,
pour un certain nombre de villages,
des Meneurs, gens d'une probité re-
connue, & ſolvables, leſquels viendroient tous les quinze jours au bureau, rendre compte de ce qui ſe paſſe-
roit dans leur diſtrict au ſujet des enfants, rapporter les nippes des morts,
&c. &c.

10°. Ces Meneurs viendroient toujours munis d'une atteſtation de bonne
& fidele geſtion de leur emploi, de leur
exactitude à rendre aux nourrices ce
dont ils auroient été chargés, & des
quittances des mois qu'ils leur auroient
porté, ſignées des Curés des lieux où
ſeroient les enfants dont ils auroient
payé les nourrices.

11°. Tous les mois, le bureau feroit
la collecte du prix convenu pour le
nourriſſage du mois courant, en donneroit quittance, & l'enrégiſtreroit dans
un livre deſtiné pour cet objet; la ré-
partition de l'argent reçu ſeroit enſuite

faite aux Meneurs des endroits où
seroient les nourrices, pour leur être
exactement payé, & sans le moindre
délai.

12°. Les nourrices seroient tenues,
en cas de maladie de leurs nourrissons,
d'avertir les Chirurgiens de leurs villages, ou du plus près, s'il n'y en
avoit point dans le leur, afin que celui-
ci demandât tout de suite l'avis du
Médecin-Directeur du bureau sur la
maladie après avoir donné les premiers
secours.

13°. On enverroit à MM. les Curés
les modeles imprimés des certificats,
attestations & quittances qu'ils seroient
dans le cas de donner; & l'on fixeroit
pour l'honoraire dû à leurs peines,
un droit d'un sol sur chacune de ces
pieces qu'ils délivreroient; lequel
droit leur seroit payé par les nourris-
ses, lorsquelles demanderoient un certificat, ou par le Meneur, quand l'af-
faire le regarderoit en propre : le bureau auroit d'ailleurs égard au zele des
Curés.

14°. Il seroit dressé par le Médecin-
Directeur du bureau, des instructions
familieres contenant le devoir des
nourrices & les soins qu'elles doivent

aux enfants qui leur font confiés ; lefquelles inftructions les Curés feroient
tenus de lire, au moins deux fois le
mois, aux nourrices affemblées, fi
mieux il n'étoit trouvé de le faire publier en chaire : le bureau diftribueroit auffi un exemplaire des inftructions à toutes celles qui fauroient lire.

15°. Le Médecin & Chirurgien,
Directeurs du bureau, feroient chargés
de faire, deux fois l'année, un cours
gratuit d'accouchements à un nombre
limité de Sages-Femmes, de leur apprendre la manœuvre, de les inftruire
enfin dans tout ce qui peut être utile
à l'art qu'elles fe propofent d'exercer
dans les campagnes. Cet article eft important ; on prie le lecteur d'en mé-
diter la conféquence : on choifiroit,
par préférence, les femmes qui favent
lire ; on leur diftribueroit d'avance
un catéchifme d'accouchements ; &
en s'y prenant de cette maniere, ces
femmes feroient préparées à un lan-
gage nouveau, dont elles n'avoient aucune connoiffance. L'ignorance des
termes, & le défaut de choix parmi
les éleves qui furent envoyées aux
leçons de M. de D., en ont retardé les
fuccès.

16°.

16°. Le Bureau de nourriſſage auroit auſſi un dépôt gratuit des remedes que le miniſtere fait diſtribuer pour le ſoulagement de la portion indigente du peuple : on donneroit des conſultations gratuites ſur les maladies populaires : & le traitement antivénérien, généreuſement publié par M. Gardanne, & adopté par le Miniſtere, ſeroit dirigé par ce même Bureau : l'efficacité de cette méthode eſt aujourd'hui connue, & les papiers publics retentiſſent d'éloges en ſa faveur. J'ai été témoin pendant long-temps des ſuccès de ce Médecin célebre, & comme ſon ami, & comme un homme qui ſaiſit avec avidité tous les moyens qui peuvent l'inſtruire & l'éclairer. Sous les auſpices de M. de Marcheval, j'ai établi ce traitement dans la petite ville que j'habite; & je n'ai point manqué de réuſſir dans le nombre de cures qui ſe ſont préſentées : cet article mérite encore la plus ſérieuſe attention; il n'en coûtera rien pour en exécuter la teneur; il ne faut que la protection du Gouvernement.

17°. Outre que le Bureau arrêteroit le progrès du mal vénérien, par l'adminiſtration des remedes propres à combattre cette maladie deſtructrice, il s'occuperoit encore des autres maladies les plus communes, & communiquables, les écrouelles, par exemple, dont beaucoup de perſonnes ont tiré le germe de leur nourrice. On répandroit auſſi des inſtructions ſur la maniere de traiter les enfants attaqués de la petite-vérole naturelle. Et c'eſt en frondant des préjugés malheureuſement enracinés, que l'on conſerveroit à la patrie une quantité de citoyens, que des nourrices indifférentes laiſſent périr faute de ſoins, ou que des parents mal inſtruits étouffent par trop de remedes. L'établiſſement d'une maiſon d'inoculation ſeroit-il déplacé dans chaque Capitale ? Oſons imiter les bonnes inſtitutions des Anglois; cherchons, comm'eux, à conſerver des hommes; économie d'autant plus néceſſaire en France, que ce Royaume manque de bras ; occupons-nous enfin à ſi bien démaſquer l'aſtuce & l'effronterie des Charlatans, & des gens ſans aveu, qui détruiſent l'eſpece humaine par leur ignorance, que le public ne ſoit plus expoſé à leur coupable rapacité.

18°. Pour engager les nourrices

à faire leur devoir, le Bureau diftribueroit à celles qui fe feroient le
mieux acquitté de leurs fonctions
une petite récompenfe ; & cette dif-
tribution feroit faite tous les ans par
un des Directeurs, qui feroit une
tournée générale, pour voir fi les
réglements font exécutés. En outre,
on donneroit une atteftation hono-
rable aux femmes qui rapporteroient
aux parents des enfants fains & vigoureux.

19°. Puifqu'il eft de l'équité que
les nourrices fidelles à leurs devoirs
foient récompenfées, il feroit jufte
auffi de punir, 1°. celles qui étant
groffes, n'auroient point averti le Bureau. 2°. Celles qui auroient négligé,
ou mal nourri leurs enfants. 3°. Celles
qui les auroient laiffé brûler, ou périr
par leur faute : ces nourrices devroient
être déclarées publiquement incapa-
bles d'avoir aucun nourriffon, & con-
damnées à une petite amende, qui
feroit reverfible à celles de qui le
Bureau & les parents des enfants feroient le plus fatisfaits. Il ne faut pas
s'imaginer qu'il fallût de grandes dé-
penfes pour ces récompenfes des nour-

rices ; la maniere de les distribuer en feroit le prix.

20°. Toutes les plaintes que les parents auroient à porter contre les nourrices, ou celles-ci contre les parents, feroient reçues & enrégiftrées au Bureau, pour être jugées par tel Juge qu'il plairoit à MM. les Intendants à ces fins commettre, & juftice rendue fans frais & fans délai.

21°. Dans le cas où des parents réclameroient des effets perdus du trouffeau de l'enfant, la nourrice feroit obligée, ou de les rendre, ou de prouver qu'ils n'ont point été perdus par fa négligence ; ce qu'elle feroit conftater par fon Curé & le Conful. Cet article ne peut qu'être avantageux au public, par la fûreté qu'il procurera à l'égard des nippes des enfants ; on obviera par-là à mille conteftations qui s'élevent tous les jours entre les parents & les nourrices, dont l'avidité eft le plus fouvent infatiable. Qui eft-ce qui ignore qu'auffi-tôt qu'un enfant eft arrivé chez elles, il eft dépouillé de fes nippes, & revêtu de haillons ?

22°. L'extrait de baptême de chaque enfant feroit confié au Curé du lieu où feroit fa nourrice, & renvoyé, lors du fevrage, avec le trouffeau de cet enfant. Il feroit fait, lors des établiffements, tels autres réglements que les circonftances exigeroient : on doit regarder, fi l'on veut, les précédents comme des préliminaires & des généralités.

Moyens de fournir à l'entretien des Bureaux des Nourrices.

23°. Toute nourrice payeroit au Bureau 12 fols pour droit de vifite, 2 fols pour le billet d'acceptation, & 4 fols lorfqu'on lui remettroit un nourriffon. Une femme de campagne faine, feroit donc affurée d'avoir un enfant à nourrir pour 18 fols une fois payés : il n'en eft aucune qui regrettât de les donner, pour être affurée du paiement de fes mois, & qu'elle ne courroit point le rifque de contracter le mal vénérien, &c. &c.

24°. L'on prendroit cinq pour cent fur le montant des mois de nourrices : bien entendu cependant que le prix ftipulé, & promis à la nourrice, lui feroit payé franc : par exemple, fi les mois étoient fixés à 5 liv., les parents donneroient par mois 5 liv. 5 fols au Bureau.

25°. Ils donneroient auffi 1 fol pour chaque voyage du Meneur, lorfqu'il viendroit chez eux pour leur donner des nouvelles de leur enfant. Ce droit léger ne diminueroit rien fur les bienfaits que ce Meneur feroit en même de recevoir des parents. Il eft à préfumer que les Meneurs trouveroient leur compte à ce métier ; & lorfqu'ils arriveroient chez les parents, il n'en eft point qui ne leur donnât quelque marque de fa reconnoiffance. Ce fol peut-il entrer en comparaifon avec les cadeaux que les parents font comme forcés de faire aux peres nourriciers, dont les vifites font très-fréquentes ? les arrangements que je propofe, épargneroient aux parents beaucoup de dépenfe ; j'en appelle à ceux qui ont eu des enfants en nourrice.

26°. Toute perfonne qui viendroit fe faire infcrire au Bureau pour avoir une nourrice, payeroit 12 fols pour droit de regiftre, 2 fols pour le billet d'acceptation, & 4 fols lorfque fon enfant feroit remis à la nourrice :

ainfi, pour 18 fols, des parents feroient affurés d'avoir une bonne nourrice pour leurs enfants ; les nippes, *&c.*
feroient en fûreté ; toute fraude feroit écartée : tous ces avantages peu-
vent-ils être appréciés ?

27°. Il feroit bon que les nourrices
euffent un ou deux endroits fixes,
pour y être reçues lorfqu'elles viendroient dans le lieu du Bureau, com-
m'elles en ont à Paris ; elles y feroient logées à bon marché, par des
femmes que l'on appelleroit *Recom-
manderesses* : cet hofpice feroit dé-
cent, & concourroit au bien du Bureau en plufieurs manieres, qu'il eft
inutile d'indiquer ici.

Les établiffements propofés ne demandent aucun fonds, aucune dépenfe, pour être mis en vigueur ;
& s'il falloit quelqu'avance pour les
frais de Bureau, *&c.*, elles feroient
bien compenfées par le produit qui
réfulteroit de la bonne geftion. Sup-
pofons ici qu'une ville fournît des
nourriffons à deux mille nourrices,
& que les mois fuffent taxés à 5 liv.,
en prenant, comm'il a été dit, (*art.*
24) le cinq pour cent, il en réfulteroit une fomme de 500 liv. par

mois pour le Bureau, & par année, ci, ... 6000 l.

PAR ANNÉE.

Pour droit de visites, 12 sols pour chaque nourrice : & en supposant encore 2000, ce droit donneroit un total de 1200

Pour droit de billet d'acceptation, 2 sols. Résultat, 200

Pour droit de remise de l'enfant, 4 sols. Résultat, 400

Pour droit de regiftre pour les parents, 12 sols. Résultat, 1200

Droit de remise de l'enfant, 4 sols. Résultat, . . . 400

TOTAL. . . . . . . 9400 l.

Ces fonds feroient deftinés à dédommager les Directeurs des peines & foins que leur donneroit une geftion auffi délicate. C'eft à MM. les Intendants, au public équitable, aux peres & meres, à calculer les avantages inappréciables qui réfulteroient d'un tel établiffement. Puifque les nourrices aboutiffent à Paris de l'extrêmité de la Lorraine, de la Bourgogne, de la Franche-Comté, &c., il eft à préfumer qu'elles fe rendroient dans les Capitales de chaque province avec plus d'empreſſement, puiſque le voyage ſeroit moins long, moins pénible, & moins diſpendieux.

Les enfants trouvés ſeroient compris dans l'adminiſtration du Bureau des nourrices : ces êtres malheureux périſſent preſque tous dans l'âge tendre, ſoit parce qu'étant regardés comme ne tenant à rien, on les néglige ordinairement, ſoit parce que les nourrices qui s'en chargent, n'obſervent à leur égard qu'une très-foible portion de leurs devoirs : la même choſe n'arriveroit pas, ſi leur nourriſſage étoit inſpecté. Les victimes de l'incontinence peuvent fournir des bras à l'agriculture & aux arts, ou des ſoldats au Prince : la Patrie a donc intérêt de veiller à leur conſervation.

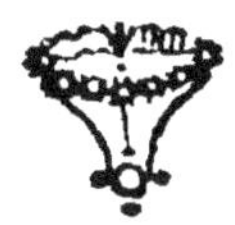

ARTICLE XIV.

De la Dentition.

L'ENFANCE est le temps des crises; c'est celui où la nature opére le développement des organes, & façonne, pour ainsi dire, l'individu. L'ouvrage de la formation & de la sortie des dents est le plus pénible pour elle, & le plus douloureux pour l'être naissant : cette opération s'exécute depuis le septieme ou le huitieme mois, quelquefois plutôt ou tard : on peut cependant dire qu'en général la dentition *entiere* & *complette* se fait en deux temps; les premieres dents, qu'on appelle vulgairement *dents de lait*, sortent depuis sept mois (pour l'ordinaire), jusqu'à deux ans; ces dents tombent à l'âge de sept ans, & sont remplacées par d'autres, qui doivent orner la bouche, pendant tout le temps de la vie, dans l'homme bien sain, bien constitué, & soigneux de conserver cet ornement.

Le temps auquel les premieres dents cherchent à percer la gencive, est le plus souvent orageux. Les accidents qui paroiſſent alors, ſont une chaleur exceſſive, la fievre, l'inſomnie ; les malades ne dorment preſque point ; leur ſommeil eſt interrompu par des frayeurs ; ils ſont dans une agitation continuelle ; les cris aigus qu'ils pouſ-ſent, annoncent leurs ſouffrances ; quand on leur préſente la mamelle, ils la ſaiſiſſent avec avidité, ils portent méchaniquement les doigts à la bou-che, & compriment entre leurs gen-cives tout ce qu'ils peuvent ſaiſir.

Quand on regarde les gencives des enfants *en dentition*, on voit quelles ſont enflées, blanches ou rouges ; il ſe fait une ſécrétion abondante de ſalive, qui coule en filamens, & ſalit en un inſ-tant les linges qui la reçoivent : juſ-qu'ici, les ſymptomes, quoique vifs, ne ſont point abſolument allarmants ; mais ils ſont quelquefois ſuivis de con-vulſions, de conſtipation, de dévoie-ment, de diarrhée (1) : dans cet état,

(1) On confond mal-à-propos le dévoiement avec la diarrhée ; dans les campagnes, ſur-tout, ces deux termes ſont ſynonimes : mais à enviſager la choſe ſous ſon véritable aſpect, le dévoiement n'eſt que le premier degré de la diarrhée ; l'un eſt de courte durée, il n'eſt point dangereux, & n'affoiblit point les for-ces ; l'autre eſt une évacuation morbifique d'humeurs putrides & ſéreuſes ; le dévoiement eſt un moyen dont la nature ſe ſert pour rétablir l'intégrité des fonctions ; la diarrhée eſt accompagnée de dégoût,

les felles de l'enfant ont une couleur verte ; cette couleur jointe au prurit des gencives , & aux autres fignes , ne permet aucune équivoque fur le caractere de cette évacuation.

C'eft à la machoire fupérieure que paroiffent les premieres dents ; & ce font d'abord les incifives qui percent ; enfuite les canines ; enfin les molaires : celles-ci fortent ordinairement avec peine , & tourmentent beaucoup les enfants, à raifon de l'étendue de leur furface & de fon inégalité : les incifives, au contraire, & les canines coupent aifément le plancher de la gencive , parce qu'elles font taillées de maniere à divifer tous les corps qui font comprimés par elles. L'ouvrage de la dentition peut être abandonné à la nature tant que les enfants peuvent fupporter les fymptômes qu'elle fait naître ; mais l'art doit venir à leur fecours , dès que l'on s'apperçoit que la maladie pourroit l'emporter fur la nature. Les enfants pléthoriques & replets ont le plus à craindre de cette crife ; il en eft de même de ceux qui

d'anxiété , de coliques , de tenefme , de borborygmes , &c. ; le dévoiement n'ôte point l'appétit. J'ai établi ces différences dans un certain détail dans mon Dict. de Méd., &c, Voy. DIARRHÉE, DÉVOIEMENT.

font

font prefque toujours affoupis ; c'eft
la remarque d'Hippocrate : la dentition eft d'autant plus dangereufe ,
ajoute le pere de la Médecine , que
la conftipation eft plus opiniâtre. Les
enfants dont la fibre eft très-irritable ,
ou qui font nés de parents colériques
& paffionnés , ont prefque toujours
des convulfions. L'hiver eft la faifon
la moins favorable à la fortie des dents.

On ne pourra fe difpenfer d'ufer des
reffources de l'art , lorfque la fievre
& l'inflammation font violentes , lorfque les douleurs & la diarrhée ont
affoibli le petit malade. Ce feroit cruel-
lement s'abufer que d'attendre , dans
tous ces cas , un triomphe complet
de la part de la nature. Le dégoût des
enfants , dans ces circonftances , eft
peu conféquent lorfqu'il eft paffager.
S'il dure long-temps , comme la douleur qui en eft une des caufes prin-
cipales , faudra-t-il attendre qu'il paffe ,
comme l'a prétendu un Auteur moder-
ne ? non fans doute ; cet Auteur , efti-
mable d'ailleurs , eu égard au zele qui
l'anime , n'a point écrit en Médecin ,
& n'a point prétendu écrire en Médecin , puifque les fonctions de fon état
font abfolument étrangeres à la Mé-

decine; **M. F.** a rapporté *simplement &*
bonnement ce qu'il a obfervé pendant
l'éducation phyfique de fes enfants;
mais fes affertions à l'égard de la dentition pourroient avoir des fuites trop
funeftes, pour n'être pas relevées par
les gens de l'art.

M. Levret, dont on connoît le mérite, confeille de faire une petite faignée au bras, quand la fievre eft trop
vive: on diffipera les convulfions, en
donnant des calmants légers, tels que
les gouttes anodines & les antifpaf-
modiques; la liqueur anodine miné-
rale d'Hoffmann eft très- recommandable: on recourra d'ailleurs, fi le cas
l'exige, à ceux qui par état font deftinés à fecourir les malades. *Syden-*
ham confeille encore d'appliquer des
fang-fues derriere les oreilles; nous
fommes très-fort de fon avis. Quand
même ce confeil n'émaneroit pas d'un
homme dont l'autorité eft auffi refpectable, le calme que procure cette
application, dont nous avons été plufieurs fois témoins, nous auroit décidé à en affurer le fuccès.

Quand la dentition eft laborieufe,
il fe forme fouvent des abcès aux côtés
de la racine de la langue: il faut les

ouvrir , fi au bout de quelques jours , ils ne s'ouvrent pas d'eux-mêmes.

Les enfants , à raifon du prurit & de la douleur des gencives , portent prefque toujours les doigts à la bou-che : ce mouvement involontaire an-nonce affez le remede qui convient alors : la divifion du plancher de la gencive fera le terme de la durée du mal : on peut & l'on doit permettre aux malades de preffer des hochets entre leurs gencives , ou quelque morceau de racine d'althea, ou de réglifle ; ces corps durs étant comprimés, font un point d'appui pour la dent qui doit percer ; par ce moyen, le plan-cher de la gencive s'amincit ; il eft coupé par la dent; & c'eft une opé-ration naturelle qui fupplée à celle de l'art. Mais fi l'on permettoit l'u-fage des hochets dans les premiers temps de la dentition , lorfque la dent eft encore molaffe & imparfaite, on feroit un mal, au lieu d'un bien ; la dent s'applatiroit ; les bords de l'alvéole feroient renverfés ; les iné-galités de la dent, ou fon tranchant, feroient effacés ; & fa fortie devien-droit très-difficile : *eft modus in rebus.*

Regle générale, il ne faut donner les hochets que lorſque la dent fait ſaillir la gencive, & l'éleve au-deſſus de ſon niveau ordinaire. Dans le premier âge, on eſt ſouvent obligé de couper, avec un inſtrument tranchant, le plancher de la gencive : l'inciſion doit être en long pour les dents inciſives, & en croix pour les molaires : dans ces cas, il faut prendre garde que les bords de la plaie ne ſe réuniſſent ; c'eſt au Chirurgien à prévenir cet inconvénient.

On doit s'attacher, avant que d'en venir à des extrêmités, à ramollir les gencives par le moyen des corps mous & onctueux, tels que le miel, la graiſſe de poulet, ou le beurre. On lavera ſouvent la bouche de l'enfant avec une décoction rafraîchiſſante & mucilagineuſe : on attachera, pour cet effet, un morceau de linge au bout d'un petit bâton, & on le trempera dans le miel roſat, ou ſimple, mêlé à la décoction de guimauve, par exemple, pour le promener enſuite dans la bouche de l'enfant. Le miel eſt un excellent déterſif & adouciſſant ; il devient un doux laxatif, quand l'enfant en a avalé une certaine quantité : dans tous les cas , c'eft un remede falutaire.

Ne vous alarmez pas du dégoût d'un enfant qui fe trouve dans le travail de la dentition ; il eft une fuite de fes fouffrances. S'il eft encore à la mamelle , cherchez à calmer les fymptomes qui le tourmentent , & préfentez-lui de temps en temps le bâton dont nous avons parlé ci-deffus , après l'avoir trempé dans du miel , ou de l'eau fucrée. Que la nourriffe obferve de ne rien manger de falé , ou d'épicé ; qu'elle trempe fon vin plus qu'à l'ordinaire ; en un mot, que fon régime foit humectant & rafraîchiffant. Si l'enfant eft fevré , nourriffez-le avec des panades légeres , des crêmes de gruau , ou de ris. Dans tous les cas , point de bouillie , parce que cet aliment conftipe les enfants , au lieu qu'un léger dévoiement eft utile pendant la dentition.

Il eft d'obfervation que c'eft pendant la crife de la fortie des dents que les enfants fe nouent , & contractent toutes les difformités fur lefquelles l'humanité gémit : s'ils font déjà affez forts pour fe foutenir & marcher , ils chancelent , & ne veulent plus se tenir sur leurs jambes. Un Médecin observateur (M. le Roi) a remarqué judicieusement que les os des enfants sont alors très-mous, & deviennent fléxibles, *parce que tous les vaisseaux sanguins qui se portent aux os, sont tellement engorgés, que ces corps durs prennent une couleur rougeâtre :* cette remarque est conforme à l'expérience.

Les enfants ne refusent alors de marcher, s'ils l'ont fait précédemment, que parce que leurs jambes ont perdu leur force : c'est donc vouloir forcer la nature, c'est la mettre à la torture, que de s'efforcer de mener les enfants avec des brassieres : cette imprudence est trop souvent l'origine des noueures, des vices de conformation de l'épine, du rachitis ; c'est à cette époque que tels & tels ont commencé d'être cagneux, ou bancroches.

Il vaut donc mieux porter de nouveau sur les bras un enfant qui refuse de marcher dans le temps de la dentition, que de le faire aller par force. M. de Fourcroy, à qui nous devons d'excellentes vues sur l'éducation physique des enfants, a un fils qui à l'âge de 14 mois, faisoit déjà des longues courſes : cet enfant refuſa de ſe ſoutenir, & ſe lamentoit lorſqu'on vouloit le mettre debout : ſon pere voulut qu'on s'armât de patience ; il le fit promener ſur un petit charriot, comme avant qu'il marchât : le bain fut oublié, parce que l'enfant l'ab-horra : cette haine & cette foibleſſe durerent ſix mois ; l'enfant marcha alors, & courut à ſon bain froid.

Ce Magiſtrat, digne des plus grands éloges, avoit un ſecond fils ſur lequel il obſerva la même choſe pendant la dentition. Ces exemples méritent d'être ſuivis.

ARTICLE XV.
De la petite Vérole.

L A petite vérole eſt une maladie exanthémateuſe - inflammatoire, le plus ſouvent épidémique ; elle eſt caractériſée par une éruption de puſtules phlegmoneuſes qui acquierent la groſſeur d'un poids, ſuppurent & tombent en écailles farineuſes. Rhaſés Avicenne & Alſaharave, Médecins Arabes, furent les premiers qui écrivirent ſur les ravages de la petite vérole : on ne peut pas dire abſolument que cette maladie n'ait paru qu'alors ; mais quoiqu'on n'ait pu déterminer l'époque fixe de l'apparition de ce fleau, il eſt probable qu'il ne remonte pas à des ſiecles bien éloignés de celui des Médecins que l'on vient de citer, puiſqu'aucun, avant eux, n'en avoit parlé : des Auteurs modernes prétendent cependant que l'éthiopie fut ſon berceau, qu'elle parut en Arabie l'année de la naiſſance de Mahomet ; d'Aſie, elle paſſa, dit-on, en Europe, du temps des Croiſades ; elle fut portée aux habitants du nouveau monde par les Espagnols ; & bientôt elle n'eut de bornes que celles de l'univers. Depuis Rhafés, on n'avoit prefque rien ajouté au traitement de la petite vérole ; fidele dans le tableau qu'il a fait de cette maladie, comme dans fes obferva- tions , il avoit établi une thérapeu- tique excellente , fondée fur la mar- che de la nature , & fur les faits : il eût. été à defirer que la manie d'in- nover , & la fureur de bâtir des fyf- têmes , n'eût point jetté un voile d'ou- bli fur la doctrine de cet homme éclairé. *Voy. la lettre à M. Richard.*

On diftingue communément la pe- tite vérole , en diftincte ou difcrete , & confluente : l'une & l'autre de ces deux efpeces, eft bénigne , ou mali- gne : dans la petite vérole difcrete , les puftules font féparées ; elles fe touchent , & font comme adhérentes les unes aux autres , dans la con- fluente , les puftules du vifage carac- térifent la maladie ; on n'a point égard à celles du refte du corps : on con- noît encore une petite vérole éréfi- pélateufe , qui eft diftinguée par un gonflement rougeâtre à l'endroit des puftules. Il faut diftinguer quatre périodes dans la maladie dont il eſt queſtion ; 1°. celui de l'invaſion, ou ébullition ; 2°. celui l'éruption ; 3°. celui de la ſuppuration ; 4°. celui de l'exſiccation.

Pério-
des de
la mala-
die.

I. La variole bénigne eſt annoncée par un tremblement & un grand froid, qui ſont ſuivis de près par une grande chaleur : bientôt ſurvient une fievre aigue & fort vive ; le viſage eſt rouge ; le malade aſſoupi ; il ſe plaint d'un grand mal de tête ; la face ſe gonfle, ainſi que les paupieres ; les éternuments, les nauſées & vomiſſements ſe ſuccédent ; il y a douleur au creux de l'eſtomac, des ſoubreſauts dans les tendrons, quelquefois des convulſions, qui ſont de bon augure dans les enfants.

II. L'éruption ſe fait trois ou quatre jours après l'invaſion ; elle s'annonce par des picotements à toute la périphérie du corps : bientôt paroiſſent des tâches rouges, comme celles de la rougeole, qui deviennent des puſtules plus ou moins élevées en pointe ; il en paroît d'abord ſur la face, le col & la poitrine ; & leur nombre augmente peu à peu, juſqu'au ſeptieme jour, auquel la ſuppuration commence.

III. Les puftules varioleufes une fois forties, fuppurent peu à peu, & fucceffivement : cette fuppuration dure ordinairement quatre jours ; la fievre qui avoit ceffé pendant un jour, revient ; elle n'eft pas auffi confidérable que la premiere, mais plus dangereufe : l'intervalle des puftules devient rouge, dès ce huitieme jour, & s'enfle, fuivant le nombre des boutons ; les paupieres font gonflées, & la vifion eft quelquefois impoffible ; le vifage, les mains & les doigts s'enflent auffi, ce fymptome eft bon, & dure jufqu'au onzieme jour.

IV. L'enflure diminue fenfiblement le onzieme jour ; c'eft le quatrieme période, celui de l'exficcation : les puftules commencent à fe flétrir ; elles fe deffechent, & tombent par écailles ; la fievre fuppuratoire ceffe à cette époque ; & l'exficcation dure en raifon de la quantité de puftules ; celles des pieds qui font forties les premieres, font auffi les premieres qui tombent en pouffiere.

V. Quelquefois il n'y a point de fuppuration le 7e. jour ; & l'éruption difparoît peu à peu par réfolution : il faut diftinguer ce fymptome de la rentrée de la variole, qui eſt le préſage ordinaire de la plus funeſte cataſtrophe.

Symptomes. La petite vérole diſcrete-bénigne eſt rarement accompagnée de ſymptomes effrayants, lorſqu'on ne commet point d'imprudence : la fievre eſt continue dans quelques ſujets, à peine ſenſible dans d'autres : les enfants mangent ordinairement, jouent & s'amuſent ; il n'eſt pas rare d'en voir, ſur-tout parmi le peuple, courir les rues, comme s'ils n'étoient point malades : le ventre eſt reſſerré pour l'ordinaire ; mais le prognoſtic en eſt toujours aſſez douteux ; il doit varier ſuivant la ſaiſon où l'on eſt ; la nature de l'épidémie & l'intenſité des ſymptomes, ſuivant l'âge & le tempérament des malades, &c. La diarrhée eſt à craindre, parce qu'elle abbat les forces, ralentit ou fait ceſſer l'éruption ; accident qui met le malade dans le plus grand danger. Souvent la petite vérole la plus bénigne dans ſes premiers temps, devient mortelle ſur ſon déclin : quelquefois celle qui a commencé d'une maniere alarmante, ſuppure à ſouhait : En général, on eſt fondé à attendre une petite vérole bénigne, quand

l'éruption

l'éruption se fait au temps marqué, lorsque la fievre est modérée, ou finit à cette époque; quand cela n'arrive pas, on doit s'attendre à une petite vérole orageuse.

Dans le second temps de la petite vérole bénigne, il faut, pour que l'on soit fondé à porter un prognostic heureux, que les pustules sortent facilement, qu'elles soient d'une grosseur convenable, & bien distinctes. L'on a tout à craindre lorsqu'on apperçoit sur la peau des tâches rouges, pourprées, ou des pétéchies, semblables à des piqûres de puces, entre les grains varioleux. Quand les pustules noircissent, qu'il survient des crachements, ou des pissements de sang, & des inflammations internes, le malade est à deux doigts de sa perte.

Si dans le temps de la suppuration le gonflement des extrêmités subsiste, si la respiration est libre, la fievre modérée, c'est un augure favorable: mais le danger est grand, si la fievre changeant de caractere & de type, devient maligne, si l'érétisme, la tension & la chaleur deviennent plus intenses, si l'enflure des extrêmités

Prognostic.

N

se dissipe subitement, si la respiration est embarrassée.

Il faut, enfin, pour que la maladie ait une heureuse fin, que le quatrieme période soit paisible, que la fievre de suppuration cesse, & que l'enflure disparoisse peu-à-peu. Il arrive cependant quelquefois, lorsque le pus rentre dans la masse du sang, qu'il survient une fievre secondaire, dangereuse. Sydenham dit avoir vu dans certaines constitutions épidémiques, des fievres putrides secondaires se déclarer au temps de l'exsiccation, & enlever la majeure partie des malades.

Les malades attaqués de la petite vérole bénigne, n'ont besoin, le plus souvent, que d'être confiés à la seule nature : il est aussi dangereux de les confier à des vendeurs de drogues, que de leur donner des boissons échauffantes, & de les tenir dans des chambres trop closes : il ne faut ordinairement qu'un régime rafraîchissant, adoucissant & humectant ; saigner, si le varioleux est pléthorique, si la fievre est vive, la peau brûlante, tendue, la respiration difficile ; plonger le malade dans un bain tiéde, pour assouplir la peau, si elle est trop dense,

&c.; & fe régler, pour la quantité du fang, fur l'âge, la force du tempérament, & l'urgence du cas : enfin, il faut fe comporter, comme nous le dirons en parlant de l'inoculation. La petite vérole inoculée étant toujours bénigne, fon traitement doit être celui que l'on doit adopter, dans tous les cas où les fymptomes annonceront une variole bénigne. Je ne parlerai point des différentes efpeces de petite vérole qui moiffonnent tous les jours tant d'enfants, & affligent tant de familles ; je ne pourrois que répéter ce que les Auteurs les plus graves ont déjà dit tant de fois : je renvoie ceux qui voudront s'inftruire plus à fonds de ces matieres, aux œuvres de Sydenham, Helvetius, Huxham, Mead, Sauvages, &c. Je n'ai eu en vue, dans ce précis fur la variole naturelle & artificielle, que de faire connoître de plus en plus, dans les Provinces, une méthode falutaire, à laquelle notre augufte Monarque a voulu fe foumettre, pour engager fes Sujets à recourir à ce préfervatif, prefque affuré, des plus triftes cataftrophes.

N ij

De l'Inoculation.

DOUTER des succès de l'inoculation, c'est s'aveugler avec opiniâtreté, c'est humilier la raison par un fol entêtement : on a mille & mille fois répété qu'il n'a pas été possible d'établir sûrement le rapport même le plus éloigné entre le danger que l'on court, en contractant la petite vérole naturelle, & celui auquel l'on s'expose en se faisant donner cette maladie par inoculation : on sait que de 14 enfants qui ont la variole naturelle, il en périt ordinairement plusieurs ; & que de ceux qui survivent à ce fléau, une partie est mutilée, ou traîne des jours malheureux : les calculs les plus exacts ont incontestablement prouvé ces vérités : il a été démontré, au contraire, que sur plusieurs mille inoculés par des Artistes prudents, à peine en meurt-il un, ou deux. Le fameux Sutton inocula vingt mille enfants, ou adultes, en 1767 ; il n'en périt que trois ; encore est-il plus que vraisemblable que l'inoculation n'eut point de part à leur mort. Un Berger de la Province de Devonshire, en Angleterre, se ravisa d'inoculer, l'année derniere, cinq cents enfants , qui trouverent tous dans cette opération , un préservatif assuré contre la contagion varioleuse. Un Curé charitable de Livonie ayant été convaincu , par les accidents dont il avoit été témoin , que ce seroit concourir efficacement à la conservation de ses Paroissiens , s'il introduisoit parmi eux la méthode d'inoculer , a été lui-même leur maître; ils jouissent du fruit de ses peines & de ses soins ; ils inoculent eux - mêmes. Enfin, dans les derniers mois de l'année 1774 , une Paysanne Béarnoise , effrayée des maux que causoit la petite vérole , & ayant entendu dire que l'inoculation étoit un moyen sûr pour conserver la beauté de son teint , & la régularité de ses traits , s'inocula elle-même avec la pointe de ses ciseaux , sans en parler à personne , & mit une pustule varioleuse dans la plaie qu'elle s'étoit faite : l'inoculation réussit au mieux. De toutes les personnes qui ont été inoculées à *Pau* , dans le courant de cette année , il n'en est mort aucune ; & nous savons que l'épidémie varioleuse qui y régnoit , a fait périr plus de 800 malades varioleux. Les avantages de l'inoculation ne font donc plus problématiques ; fes fuccès multipliés ont fait taire fes détracteurs. Je n'entrerai point dans le détail hiftorique de cette pratique, parce qu'il fe trouve dans la lettre adreffée à M. Richard, que j'ai cru pouvoir & devoir inférer dans ce volume. Je ne ferai qu'indiquer & décrire la méthode Suttonniene, comme la plus aifée & la plus accréditée, & la maniere de fe comporter pendant les différents temps de la maladie communiquée.

Préparation.

PRÉPARER une perfonne à l'infertion de la petite vérole, c'eft la mettre dans des difpofitions favorables, pour recevoir cette maladie, & la fupporter heureufement. Plus le fujet eft fain & bien portant, moins il a befoin de préparation. Cette premiere partie de l'inoculation doit varier, fuivant la différence d'âge, de tempérament, de fexe, &c., des gens à inoculer. Il faut donc fe régler, pour ces préparations, fur la connoiffance de la conftitution des fujets. M. *Gandoger*, Médecin de la faculté de Lorraine, penfe, avec l'illuftre M. *A. Petit*,

qu'il n'eſt point abſolument néceſſaire
de faire de préparation. M. *Roſen* pré-
tend qu'elle eſt néceſſaire à la plupart
des adultes. Mais ſi les ſujets jouiſſent
d'une ſanté *parfaite*, il eſt inutile de
les préparer : cette aſſertion a été
démontrée vraie, par une foule d'ex-
périences heureuſes. Les Sutton, qui
parcouroient les villes & les villages,
pour pratiquer cette opération, ne
ſe faiſoient annoncer, qu'afin que les
perſonnes qui vouloient être inoculées, ſe trouvaſſent ſur leur paſſage.
Les poudres qu'ils donnoient, comme
préparatoires, ne ſervoient qu'à maſ-
quer leur marche, & faire croire au
public que tous les ſuccès des inoculations dépendoient de ces fameux
arcanes ; tandis qu'ils étoient dus à
l'air libre qu'ils faiſoient reſpirer, &
aux piqûres ſuperficielles qu'ils pra-
tiquoient.

Il ſuffit, pour préparer à l'inoculation les ſujets qui ſe portent bien,
de les engager à vivre un peu plus
frugalement qu'à l'ordinaire : il eſt
bon de les priver de viande, & de
les nourrir pendant quelques jours de
légumes, ou de farineux, cuits, ſi on
le veut, avec le bouillon gras. Il faut

mettre les enfants à l'usage de l'eau de rhubarbe légere (1) : un demi gros de cette racine concassée , suffit pour une pinte d'eau : on la suspendra dans l'eau bouillante , après l'avoir enfermée dans un nouet, & on l'en retirera quand l'eau aura pris une petite teinte jaune : pour les adultes , la dose doit être double. Il suffit d'observer un régime pendant huit jours , après quoi on procéde à l'opération.

Choix du pus variolique.

IL est essentiel de choisir une petite vérole de bonne espece, discrete-bénigne , & s'informer exactement si la famille du malade n'est point atteinte de quelque maladie chronique , telle que les scrophules , le scorbut , &c. Le pus récent est préférable à celui qui seroit ancien ; & celui des boutons en parfaite maturité , à une matiere dont la coction ne seroit point parfaite : autant qu'on le pourra , il faut toujours la prendre sur un jeune

______

(1) Cette boisson étant amere, la plupart des enfants refusent de la prendre. Je me suis bien trouvé de donner une infusion de fleurs , ou sommités de bourrache , aiguisée de douze ou quinze grains de sel alkali du tartre. Cette tisanne est diurétique, peu ou presque point désagréable ; & les enfants la boivent sans peine.

fujet. MM. Richard & Laffone firent les recherches les plus fcrupuleufes pour s'affurer de la petite fille de laquelle ils emprunterent du pus pour inoculer la Famille Royale : M. de Sartine fit faire des informations exactes fur la famille de la petite malade : on l'amena à Marly, après l'avoir arrachée au traitement incendiaire que fuivoient fes parents, & auquel elle auroit fuccombé : elle fut mieux, dès qu'on l'expofa à l'air libre : & fes puftules étant en pleine fuppuration, on les tranfmit à la Famille Royale.

Toutes les faifons font favorables pour l'inoculation ; mais s'il en étoit une qui méritât la préférence, ce feroit le printemps. On fait que le Roi, fes Auguftes Freres, & Madame la Comteffe d'Artois furent inoculés le 18 juin 1774.

Après avoir choifi les boutons les plus apparents, fur les bras d'un malade varioleux, on y plonge tranfverfalement une lancette ordinaire, & on la retire chargée d'une ou de deux gouttes de pus : on vient enfuite au fujet préparé, qui fera dans une autre chambre, fuppofé toutefois que l'épidémie varioleufe ne foit pas générale ; car, dans ce cas, il faudroît venir faire l'opération chez la personne à inoculer. Supposons, cependant, qu'on l'inocule avec du pus fraîchement cueilli, on lui découvre les deux bras, & l'on fait avec la pointe de la lancette des piqûres, si superficielles, qu'elles n'entament que l'épiderme, en le soulevant horifontalement à la profondeur d'une demiligne tout au plus. Il faut remuer la pointe de l'inftrument, pour mieux loger la matiere. Cela étant fait, on preffe les piqûres, en les comprimant avec le pouce ; on ne met par-deffus, ni emplâtre, ni bandage ; & l'on abandonne le tout à la nature. On peut, si l'occafion & les circonftances l'exigent, laiffer fécher le pus ramaffé fur une ou plufieurs lancettes, que l'on plie, & que l'on conferve dans un étui, jufqu'à ce que l'on veuille s'en fervir : alors on fait tomber le pus féché dans les petites piqûres, après l'avoir humecté en trempant la lancette dans l'eau ; & on l'y affujettit, comme il vient d'être dit. Il eft bon de multiplier les petites plaies, pour ne pas manquer son objet : le Roi en fouffrit cinq, trois à un bras,

& deux à l'autre. Il ne faudroit pas s'inquiéter, quand même les plaies four-
niroient un peu de sang ; mais il faut
cependant l'éviter, s'il est possible.

Il n'est besoin, le plus souvent,
d'aucun secours de l'art, quand l'I-
noculateur a fait son opération, &
qu'elle réussit. Dans ce cas, les piqûres que l'on apperçoit à peine,
deviennent sensibles quatre ou cinq
jours après l'insertion; elles s'enflam-
ment; on sent une petite dureté sur
chacune d'elles : le malade aura, à
coup sûr, la petite vérole. Cette as-
périté n'est bientôt plus qu'un bouton
d'un rouge vif; il paroît transparent
& rempli de sérosité ; c'est l'infection
primitive : cette éruption parcourra
tous les temps que parcourt la variole bénigne. Il en suinte une sérosité
purulente ; elle est environnée de
plusieurs boutons varioleux, qui oc-
cupent, enfin, peu-à-peu, & succes-
sivement, d'abord le visage, ensuite
la poitrine, & le reste du corps. Il
faut observer, comme une chose sûre,
que l'éruption varioleuse se fait quand
les piqûres suppurent, & se desse-
chent quand elles sont en pleine suppuration.

(1) On peut divifer la variole artificielle en quatre temps : le premier

(1) Il eſt des circonſtances qui ne permettent pas à
un Inoculateur, de ſuivre ſtrictement la méthode ſutton-
niene ; mais , s'il eſt obligé de faire des incifions , elles
doivent être ſi ſuperficielles , qu'elles n'entament point
le corps graiſſeux, ni la peau; il faut que le ſang paroiſſe
à peine , que ce ne ſoit en un mot que des piqûres pro-
longées. Quand je ſuis obligé d'inoculer ainſi, je couvre
ces petites plaies d'un emplâtre, du diametre d'une piece
de douze ſols ; & je leve l'appareil au bout de quarante
heures : le bras eſt enveloppé d'un ſimple tour de bande ,
pour empêcher que le frottement de la chemiſe ne pro-
duiſe une irritation ſur les incifions. Par ce moyen ,
j'évite des ſuppurations toujours longues & déſagréa-
bles pour des inoculés ſains , & nés de parents bien
portans. Je ne permets ces égouts dégoutants, que
dans le cas où je veux dériver une humeur quelconque ,
& lui procurer une iſſue.

J'inoculai ma fille , âgée de près de quatre ans, le 4
du mois de mai dernier , à huit heures & demie du matin:
je fis deux piqûres au bras droit, & une ſeule au
bras gauche , parce qu'une de mes lancettes ſe trouva
déchargée de pus : à la place de cette quatrieme
piqûre , je fis une incifion de trois lignes de longueur,
pour y appliquer un fil imbibé ; mais ces opérations
furent ſi légeres , ſi peu douloureuſes, que l'enfant
ne retira jamais le bras , & les ſentit à peine : je
contins ce fil au moyen d'un petit emplâtre de dia-
palme : quant aux piqûres, je les abandonnai à la
nature : quarante-huit heures après l'opération , j'en-
levai le fil; la petite plaie me parut bourſoufflée, &
j'augurai que mon opération avoit réuſſi ; je ne mis
plus qu'une petite bande ſur le bras gauche , & rien
ſur le droit : l'infection des piqûres parcourut ſes
temps à l'ordinaire : la petite incifion eut d'abord
un bouton varioleux à chacune de ſes extrêmités ;
& ces boutons venant à s'étendre , n'en ont bientôt
fait qu'un ; autour de celui - ci, il s'en eſt élevé environ cinquante : la piqûre du bras droit n'a été environnée que de 3 à 4 puſtules ; je dis la piqûre ,
car il n'y en a eu qu'une qui ait donné des marques
d'infection , & qui ait porté le vrai caractere de
l'irruption locale & primitive.

s'étend

s'étend depuis le moment de l'opération, jufqu'à la premiere invafion de
la fievre : cette fievre dure ordinairement trois jours : c'eft la feconde
époque : le troifieme temps eft celui

Les périodes de la maladie ont été exactement
marqués par les fymptomes qui lui font propres : la
fievre d'invafion commença le foir du 6ᵉ. jour ; elle
ne fut vive que dans la nuit du 9 au 10 ; deux lavements d'eau tiede , & l'expofition de l'enfant à l'air,
rétablirent le calme : au moment où le 3ᵉ. période
de l'irruption devoit commencer, il n'avoit pas paru
un feul bouton ; je fis lever l'enfant ; elle fut amenée
dans mon cabinet, & parcourut, pour y arriver, une
partie de la maifon, fans précaution contre l'air extérieur ; à peine y avoit-il un quart d'heure qu'elle
fortoit du lit, que tous les boutons parurent, la
fievre ceffa, elle fut au mieux : la fuppuration n'a
rien offert de remarquable ; mais, je le répéte, tout
eft arrivé au temps marqué. Je n'entre dans ce détail, que pour faire voir que dans le cas d'une inoculation *bien conduite*, l'Inoculateur peut annoncer
tous les événéments, & prendre les mefures convenables pour n'être jamais pris au dépourvu : il
fera maître de ne point donner à fes malades l'incommodité d'un ulcere, en panfant à fec la piqûre
prolongée pour y appliquer le fil, lorfqu'il n'aura pu
faire des piqûres fimples ; dans ce cas, il faut feulement entamer la peau, & faire à peine du fang :
autant que je le pourrai, je m'en tiendrai cependant
aux piqûres fimples, parce qu'il ne furvient aucune
éréfipelle autour de ces piqûres ; la préfence du fil
en amene toujours un léger autour de la piqûre
prolongée (car je ne parlerai plus d'incifion, puifque
ce n'en eft pas une). Voilà toute la différence que
je mets entre ces deux manieres d'inoculer, pourvu
qu'on ne faffe point fuppurer. J'ajouterai, en finiffant,
que fi l'on appliquoit les regles prefcrites, pour le
traitement de la petite vérole inoculée à celui de la
variole naturelle, on conferveroit beaucoup d'enfants,
que l'on étouffe à force de les tenir chaudement, ou
par l'ufage imprudent des cordiaux.

O

de la fortie des boutons ; il dure ordinairement trois jours : le quatrieme, enfin, eft marqué par l'entiere fuppuration & le defféchement des puftules.

Dans les premiers temps, les fymptomes d'infection font locaux ; ils fe bornent à la partie où ont été faites les piqûres ; l'économie animale ne paroît point y participer encore. Les fymptomes de l'infection générale s'annoncent quelquefois le fixieme, le feptieme, ou le huitieme jour, quelquefois plutôt, fouvent plus tard. Les inoculateurs augurent d'autant plus favorablement de l'opération, que les fignes inflammatoires fe manifeftent plutôt ; alors le malade eft las, inquiet, abbatu, dégouté ; c'eft le feul temps où il a befoin de quelques fecours ; tout fe paffe comme dans la petite vérole la plus benigne ; & ce temps dure, pour l'ordinaire, trois jours.

Le Roi, les deux Princes & la Princeffe furent purgés le quatrieme jour, depuis l'infertion ; & ce jour là, on fut affuré du fuccès de l'opération : le Roi reffentit le foir des friffons & un mal-aife ; il fe plaignit de mal aux

reins, & de douleurs aux aiſſelles ;
ſon pouls s'éleva : le lendemain il eut
mal à la tête ; la fievre, le mal-aiſe,
& l'abbattement furent plus forts :
le jour ſuivant le ſommeil fut interrompu ; le Monarque eut des nauſées,
des ſoulevements d'eſtomac, de temps
en temps des friſſonnements, & un
peu de douleur aux aiſſelles : la fievre
baiſſa le 25 juillet (7ᶜ. jour depuis
l'opération) ; & tous les ſymptomes
diminuerent auſſi d'intenſité ; la nuit
fut bonne ; l'éruption ſe fit ; il parut
des boutons épars ; & ceux qui avoient
d'abord caractériſé l'infection locale,
étoient déjà en pleine ſuppuration :
les boutons qui parurent en différentes parties du corps, groſſirent, s'enflammerent & ſuppurerent très-bien ;
quelques - uns avorterent, mais c'eſt
un accident qui arrive preſque dans
toutes les inoculations.

Les deux Princes n'éprouverent les
ſymptomes de l'invaſion que vingt-
quatre heures après le Roi. Madame
la Comteſſe d'Artois ne les reſſentit
que le 7ᵉ. Dans tous les quatre inoculés, la maladie parcourut ſes temps
de la maniere la plus paiſible, & ne
donna pas la plus légere inquiétude
ſur leur ſort. O ij

Il eſt très-rare que la petite vérole inoculée ſoit confluente ; mais elle pourra le devenir, ſi l'on s'effraye lors de la fievre d'invaſion, ſi l'on fait prendre au malade des remedes échauffants, & ſi on le tient enfermé dans des appartements chauds. Regardez comme un dogme ſacré, en matiere d'inoculation, de ne laiſſer coucher les inoculés que le moins que vous pourrez ; expoſez-les tous les jours à l'air libre ; & ſi le temps eſt pluvieux, qu'ils promenent dans leur chambre, leur fenêtres ouvertes : c'eſt le meilleur remede pour diſſiper le mal-aiſe, l'abbattement & le mal de tête dont ils ſe plaindront.

L'on n'a point à craindre de fievre ſecondaire après l'inoculation ; & ce ſeul avantage eſt inappréciable, puiſqu'il eſt de notoriété publique que la plupart des enfants attaqués de petite vérole naturelle, ſont enlevés par cette fievre. Les inoculés peuvent ſe promener tous les jours, & vaquer à leurs affaires, s'ils ſont adultes : les Anglois pouſſent cependant les choſes à l'extrême ; la prudence exige que les malades varioleux, quoique bien portants, ne s'expoſent point témérairement aux variations de l'air.

Le Roi fut encore purgé le 2 de juillet, quatorze jours après l'opération. Il eſt à propos d'imiter cette conduite : le purgatif dégage les premieres voies des matieres qui pourroient encore cauſer quelque révolution ; la nature rentre dans tous ſes droits ; & la ſanté eſt auſſi floriſſante qu'avant l'inoculation. Telle eſt donc la marche d'une maladie cruelle, dont l'art fait dompter la férocité. Il feroit inutile de réſoudre ici les objections auxquelles tant de bons Ecrivains ont répondu victorieuſement : en vain dira-t-on que l'on eſt expoſé à prendre la petite vérole après l'inoculation ; quelques recherches que les Anti-Inoculateurs aient faites dans toutes les régions où l'on inocule, ils n'ont pu citer un fait qui pût donner quelque force à leur opinion, tandis qu'il y a une infinité de preuves du contraire ; celles que je vais rapporter, d'après M. Laſſone, premier Médecin du Roi en ſurvivance, ne devroit laiſſer aucun doute ſur la récidive de la petite vérole inoculée.

Madame la Ducheſſe de Durfort avoit été inoculée depuis pluſieurs années ; elle avoit éprouvé tout ce qui caractérife l'invafion de la maladie ; mais à toute rigueur, la petite vérole ne fut que locale : cette dame voulut fe faire inoculer de nouveau à Marly, où fe trouvoit la Cour, & pria M. Richard de faire l'opération: vainement ce Médecin affura Madame de Durfort qu'elle avoit eu la petite vérole, quoiqu'elle n'eût paru que fur le lieu des piqûres, elle infifta, & exigea une feconde inoculation : la matiere fut prife fur le même enfant qui avoit fourni pour l'inoculation du Roi & des Princes ; mais le venin ne produifit aucun effet, même fur les endroits piqués. Depuis l'établiffement d'un Hôpital d'inoculation à Londres, on n'y a jamais obfervé qu'un fujet inoculé eût contracté enfuite la petite vérole par contagion. M. Maty, qui mérite d'occuper un rang diftingué parmi les Inoculateurs, voulut effayer fur lui-même fi l'on pouvoit avoir deux fois la petite vérole : il avoit eu cette maladie dans fa jeuneffe : mais il ne put la reprendre, quelque chofe qu'il fît pour cela. Après de tels faits comment ofera-t-on encore renouveller l'objection de

récidive. Qu'on cite enfin quelque
malade qui ait eu deux fois la petite
vérole bien caractérifée (car on s'eft
mépris quelquefois, ou l'on a voulu
fe méprendre). Mais je veux qu'il
y ait eu quelqu'exemple particulier
de récidive, doit-on en conclure que
cela arrivera toujours ? non fans
doute, cette logique n'eft point ad-
miffible parmi les gens de bonne foi ;
& quand on pourroit donner quelque
preuve qui infirmât l'opinion de *Méad*,
qui affuroit que » *l'on ne peut même
foupçonner que perfonne foit jamais attaquée deux fois de la petite vérole dans
fa vie*, « n'eft-on pas toujours fondé
à répondre que le danger de récidive
étant fuppofé égal, il feroit toujours
prudent de recourir à l'inoculation,
qui opére fans tumulte la coction
d'une matiere morbifique, dangereufe
dans tout autre temps, & que cette
coction épargnera au moins un travail à la nature, puifqu'elle aura fervi
à éliminer une portion du germe varioleux ? Heureufement on n'a pas befoin de tous ces raifonnements ; &
il eft inconteftablement démontré que
l'inoculation eft une pratique falutaire, qui a confervé & confervera
une infinité d'individus à la fociété.

ARTICLE XV.
Choix de l'une des trois méthodes usitées.

NOus avons avancé que la méthode des piqûres étoit préférable à toutes les autres, parce que l'on n'avoit pas à craindre, en l'adoptant, les dépôts sous les aisselles, les longues & ennuyeuses suppurations des plaies, & plusieurs autres accidents que l'on a reproché, avec fondement, aux partisans des incisions. Quiconque voudra raisonner avec sincérité, avouera que l'introduction du fil imbibé du pus variolique, dans les incisions profondes que faisoient les inoculateurs, ne pouvoit manquer d'être suivie d'inflammation, de phlogose érésipélateuse, & d'une suppuration proportionnée aux accidents qui l'ont précédée : deux causes concourent alors à ces accidents ; la présence d'un corps étranger, qui irrite les fibrilles nerveuses de la partie incisée ; & l'acreté du venin variolique. Toute plaie s'enflamme, & suppure avant que de se cicatriser. Ici les principes de l'inflammation sont entretenus dans

la plaie pendant quelques jours , malgré les efforts que la nature fait pour
s'en débarraffer , & fermer cette plaie :
elle doit donc s'enflammer de plus en
plus , jufqu'à ce qu'on éloigne ce qui
caufe l'inflammation : auffi voit-on
très-fouvent , peu de temps après les
incifions , une éréfipelle couvrir tout
le bras , la rougeur & la tenfion devenir extrêmes , les glandes des aif-
felles s'engorger , fe tuméfier , s'enflammer , fubfcéder ; ce qui n'arrive
point aux inoculés par la méthode
Suttoniere.

Ce que nous difons ici des incifions , il faut l'appliquer à la méthode
du véficatoire : le fel des mouches
cantharides produit bientôt les accidents qu'entraînent les incifions. On
a voulu jetter fur le compte de l'i-
noculation la mort d'un des enfants
de Sa Majefté Napolitaine : ce jeune
Prince fut inoculé par les incifions,
à l'âge de fept mois ; il furvint une
tumeur à l'endroit des incifions; & le
jeune malade périt de fes fuites. Un
pareil accident ne peut être imputé
à l'inoculation , mais plutôt à la méthode qui fut adoptée pour le Prince,
puifque les piqûres n'ont jamais de

telles fuites : elles ne font pas toujours, à la vérité, auffi terribles dans
les cas d'incifions ; mais on peut toujours s'attendre à une longue fuppuration.

Une jeune fille de la Ville que
j'habite, fut inoculée à Avignon par
la méthode des incifions : l'opération
réuffit bien ; la petite vérole fut contractée, & parcourut fes temps fans
tumulte & fans orage ; mais la petite
malade fut panfée pendant fix mois,
& très-incommodée de l'ulcere qui
refta fur les incifions ; ulcére opiniâtre, dont les bords étoient bourfouf-
flés, fongueux, & offroient à la vue
un fpectacle hideux & dégoutant. Cet
inconvénient eft inhérent à l'inoculation faite par les incifions & les vé-
ficatoires : on voit très-rarement, on
peut même dire prefque jamais, des
fuppurations de cette nature fuccéder
aux piqûres ; raifon qui devroit leur
faire donner une préférence éternelle.
C'eft auffi par les piqûres que nous
inoculerons toujours les enfants & les
adultes que l'on confiera à nos foins:
une étude férieufe & réfléchie fur
l'inoculation, a décidé notre choix ;
l'expérience le juftifie : nous devons

donc ne jamais varier à cet égard, jusqu'à ce que des découvertes plus intéressantes, des événements plus constamment heureux, nous engagent à choisir une pratique nouvelle, si jamais il en est une qui puisse faire oublier celle des Sutton.

LETTRE D'Hippocrate, *écrite des Champs Élisées, à M. Richard d'Hautesierck, premier Médecin-Inspecteur-Général des Hôpitaux Militaires de France, traduite du Grec, par un Médecin Dauphinois.*

LES sombres bords ont retenti du bruit de tes succès, mon cher & bien aimé Disciple. Depuis long-temps l'illustre famille des Asclépiades voyoit avec une joie inexprimable, qu'attaché par reconnoissance & par goût à une Nation qui te chérit, tu t'appliquois à pourvoir à la sûreté de ses défenseurs, & que la santé du Soldat étoit l'objet de ta sollicitude & de tes soins. C'est par toi, en effet, que la Médecine Militaire a pris une face nouvelle ; que les hospices destinés à secourir la valeur affligée, sont devenus comme autant de temples d'Esculape ; c'est par toi que sont recueillies ces observations intéressantes dont la publicité étoit réservée à ton zele ; c'est enfin par ton activité que les jeunes Médecins encouragés, feront chaque jour de plus utiles efforts pour les progrès du grand Art de guérir, & le bonheur de l'humanité.

Dans l'Empire des morts, on n'ignore rien de ce qui se passe sur la terre : les ombres qui jouissent de quelque crédit, reçoivent les détails les plus exacts, par l'ordre de notre redoutable Souverain : & comme je suis ici ce que j'étois en Grece, le Pere de la Médecine, c'est à moi que sont adressés les Médecins, dès qu'ils ont passé le fleuve infernal. Mais je t'avoue, mon cher Fils, que j'ai spécialement à cœur les succès de tes Confreres François ; je les ai toujours aimés, parce qu'en général ils furent toujours fideles sectateurs de ma Doctrine, qui est celle de la nature. Crois que mes entrailles paternelles tressaillent d'aise & de plaisir toutes les fois que j'apprends que la renommée

mée groſſit la liſte de mes enfants. Rien ne pourroit adoucir l'amertume que les brigandages en Médecine jettent dans mon ame, ſi je ne voyois les célébres Univerſités de Paris, de Montpellier, *&c.*, s'efforcer d'anéantir les abus, & préparer des victoires éternelles à l'Art Jatrique. Les Ouvrages des *Duret*, des *Baillou*, des *Fernel*, des *Riviere*, &c. &c. &c., des *Aſtruc*, des *Ferrein*, des *Lieutaud*, &c. &c. &c., ſeront à jamais chers à mon ſouvenir. Je te mets au rang de ces grands hommes, mon cher *Richard*, & je t'aſſure ſolemnéllement de ma bienveillance.

Les honneurs du triomphe & de l'apothéoſe t'attendent parmi nous : tu verras les ombres errantes s'attrouper autour de toi, & te rendre hommage : elles ont ſu dejà que la France te doit un ſecond être, puiſque tu viens de lui conſerver le Monarque chéri qui doit faire le bonheur du Peuple le plus ſoumis & le plus conſtant dans ſa fidélité, un jeune Rejeton de la Tige la plus pure, dont l'éclat à peine naiſſant a fait pâlir les plantes vénéneuſes qui croiſſoient autour de lui, qui dans l'âge de l'effervefcence des paffions, n'a que celle de faire des heureux, qui s'oublie lui-même, pour travailler à la gloire de fon Empire, à la profpérité publique & particuliere, en un mot le Chef d'une Nation qui pleureroit encore fur la mort du *bon* Henri IV, fi le Ciel ne l'avoit fait revivre dans Louis XVI.

Que de courage il t'a fallu pour étouffer la voix du préjugé qui eût voulu s'oppofer à tes defirs ! que ton zele mérite d'éloges ! & comment les François pourront-ils te donner affez de preuves de leur fenfibilité ? Tes Confreres étonnés t'ont appellé *Richard fans peur* : le Synode Médical tenu aux Champs Elifées à ton occafion, ajoute à ce *furnom* celui de *Richard fans reproche* ; & je fuis chargé de te donner avis de l'affection fingu-liere que les ombres des Médecins anciens & modernes qui compofoient cette affemblée, ont témoigné avoir pour toi.

Quelqu'étendue qu'ait été ma pra-tique, je n'eus jamais occafion de traiter la petite vérole ; cette maladie cruelle refpectoit peut-être nos cli-mats ; peut-être même a-t-elle été la fuite de quelqu'une de ces révolutions qui plufieurs fois ont alarmé l'Univers : j'ai connu & traité des infirmités qui n'exiftent plus, & d'autres dont on ne connoît que le nom; celles qui dévaftent actuellement la terre, feront peut-être fuivies par d'autres dont le caractere paroîtra nouveau.

Pour fe conduire fagement dans la cure de la petite vérole, il faut, comme dans les autres cas qui ont été le fujet de mes apophthegmes, avoir égard à l'âge des malades, à la force de leur tempérament, au caractere de la maladie, à la faifon où l'on eft; il faut favoir fi la variole eft épidémique, ou fi elle ne l'eft pas; fi elle eft meurtriere, ou non; fi elle a été précédée par quelque épidémie, car il eft conftamment vrai qu'une conftitution morbifique qui fe manifefte, par exemple, en automne, donne fon caractere aux différentes maladies qui paroîtront pendant l'hiver & le printemps fuivants; toutes ces confidérations peuvent fournir des armes efficaces à oppofer à la contagion : il ne faut pas négliger d'obferver quelle a été la conftitution de l'athmofphere avant la maladie, &

quelle eſt celle qui régne le plus communément ; il n'eſt point de Médecin
qui ignore que dans un climat froid
& ſec , les fibres ſont plus fortes ,
plus élaſtiques , le ſang plus denſe &
plus épais , qu'ainſi , toutes choſes
égales d'ailleurs , la ſaignée ſera plus
utile & plus indiquée , ſur-tout ſi l'épidémie porte un caractere inflammatoire.

De toutes les découvertes qui ont
été faites après moi , la plus précieuſe
à l'humanité a été , ſans doute , l'art
de prévenir les coups meurtriers de
la petite vérole , en la communiquant
à des ſujets préparés par la nature ,
ou par l'art ; je dis , *préparés par la
nature* , parce qu'il eſt des tempéraments ſi heureux & ſi ſains , que les
préparations les mieux ordonnées leur
feroient tout au moins inutiles : cette
vérité , mon cher Diſciple , tu l'as
inconteſtablement prouvée ; & ſi ta
conduite à l'égard de tes auguſtes
Inoculés , eſt un ſujet d'étonnement
pour les Inoculateurs peu hardis, elle
fera paſſer ton nom à la poſtérité , &
le gravera en traits ineffaçables dans
les faſtes des âges futurs. Il ne reſte
plus , pour rendre ton entrepriſe plus

éclatante encore, qu'à la faire marquer du fceau de l'approbation géné
rale des Sénats François, & à donner
à l'inoculation *tolorée* l'authenticité
qu'elle mérite. A l'imitation des Anglois, qu'on la regarde dans ton pays
comme un bienfait des Dieux ; que
le mot de *tolérance* foit oublié ; & que
l'on dife déformais que cette pratique
falutaire eft une branche de l'art de
guérir, auffi intéreffante que les autres parties de la Médecine.

Comme je voudrois concourir aux
progrès de l'infertion varioleufe , ne
trouve pas étrange que j'entre ici
dans le détail hiftorique de cette découverte : je ne parlerai point de la
maniere de la pratiquer ; on a atteint
en ce genre la perfection que je de-
firois depuis long-temps : ce ne fera
point pour toi que j'écrirai l'hiftoire
de l'inoculation , mais pour les gens
peu inftruits fur cette matiere ; il faut
accréditer les nouveautés utiles ; &
je ferois bien fatisfait fi mon fuffrage
pouvoit contribuer à l'extirpation des
préjugés fi communs & fi redoutables.
Ne lis pas, fi tu veux, cette differtation, mais approuve-la ; ton approbation eft pour moi d'un prix infini:

fais circuler ma lettre , fi tu la juge
digne de voir le jour ; quoique je ne
faſſe que répéter ce qui a fouvent été
dit , elle pourra être inſtructive pour
les Habitants des Campagnes , où
les ouvrages périodiques parviennent
rarement , & qui n'ont point encore
entendu les cris patriotiques de l'eſti-
mable Gardanne , *&c.* J'ajouterai à
mes annotations quelques vues d'utilité publique : puiſſent-elles produire
l'effet que je pourrois m'en promettre.

Rhafés , Avicenne & Alſaharave ,
Médecins Arabes , furent les premiers
qui écrivirent fur les ravages de la
petite vérole : je ne dirai point que
cette maladie n'ait paru que de leurs
jours ; quelques recherches que j'aie
faites à cet égard , il ne m'a pas été
poſſible de fixer l'époque de ſon origine : je crois cependant pouvoir avancer qu'elle ne remonte pas à des ſiecles éloignés de celui auquel vivoient
les Médecins que je viens de citer ,
puiſqu'aucun , avant eux , n'en avoit
parlé : il eſt cependant des Auteurs
modernes qui prétendent que l'Ethio-
pie fut ſon berceau , & qu'elle parut
en Arabie l'année de la naiſſance de
Mahomet ; d'Aſie , elle paſſa , dit-on ,

en Europe, du temps des Croifades ;
les Soldats de *Fernand Cortés* la com-
muniquerent au Nouveau Monde ;
& bientôt l'Univers entier eut à gémir
des coups de ce fléau deftructeur.

Depuis Rhafés , tu le fais , mon
cher Difciple, on n'avoit prefque rien
ajouté au traitement de la petite
Vérole. Tu connois les ouvrages de
ce Médecin ; fes obfervations font
fidelles ; fes portraits , d'après nature ;
& fa méthode curative eft très-bien éta-
blie. Il eût été à defirer pour le
genre humain , que la fureur des fyf-
têmes n'eût point gagné dans le monde
médical ; la mort auroit moiffonné
moins de victimes : mais on fe per-
fuada malheureufement que le feul
moyen de borner les ravages de cette
maladie , étoit la méthode échauf-
fante ; il falloit tenir les malades en-
fermés dans des chambres exactement
clofes , les accabler dans un lit , fous
un tas de couvertures , & leur donner
une quantité de drogues incendiaires ,
pour expulfer au dehors le levain variolique : on s'imagina que le contact
de l'air étoit dangereux pour les individus malades ; le fougueux *Vanhel-*
mont accrédita finguliérement cette

thérapeutique dangereuse ; *Morton* & *Lister* l'adopterent ; elle devint bientôt générale ; & les Médecins instruits, qui la frondent, ont encore à lutter aujourd'hui, sur-tout dans les campagnes, contre le peuple esclave des préjugés. C'est ainsi que la maladie dont le traitement est le plus simple, mais le plus délicat, est très-souvent abandonnée à des femmelettes stupides, ou à des gens ignares & grossiers, que l'on consulte, & qu'on écoute préférablement à des Médecins.

Il y a déjà long-temps que l'on inoculoit la petite vérole dans plusieurs Provinces de l'Asie & de la Grece ; mais je sais qu'on n'a pu fixer une époque à cette invention : elle n'a point été faite par des Savants, par des Médecins de nom, ou par des Physiciens illustres ; des gens grossiers, dit le Docteur Timoni, furent les premiers Inoculateurs dans la Grece, sur-tout dans la Thessalie, dans l'Isle de Céphalonie, & le long des Côtes du Bosphore ; la renommée publia bientôt les succès de l'inoculation parmi les habitants de Constantinople ; elle fut très-heureusement pratiquée dans cette Capitale de l'Empire Ottoman en 1701 ; & ce fut par ce moyen que plusieurs millions d'enfants échapperent à l'épidémie varioleuse qui défoloit alors les familles Musulmanes.

Les Docteurs Timoni & Pylarini exerçoient alors la Médecine dans Constantinople ; & le premier étoit Archiatre du Grand Seigneur : leur approbation donna du poids à la nouvelle méthode ; elle fe répandit de jour en jour ; tous les Sujets de l'Empereur des Turcs la reçurent. Une femme connue fous la dénomination de *Vieille Theffalienne*, inocula une infinité de Sujets de tout âge & de tout fexe ; & par-tout les mêmes fuccès couronnerent fes opérations : je ne dirai rien de fes procédés ; je conseille à ceux qui voudront s'en inftruire, de recourir au Traité pratique de l'inoculation de mon fils *Gandoger* de Foigni, Médecin Lorrain.

Les Chinois avoient auffi reçu l'inoculation parmi eux, comme un puiffant moyen de prévenir la dépopulation de leurs immenfes poffeffions : le Jéfuite *d'Entrecolles* dit que l'Empereur de la Chine envoya des Médecins en Tartarie, pour inoculer &

éviter le défaftre général dont la petite vérole menaçoit tout ce vafte
pays. On inoculoit, & l'on inocule
encore dans l'Indouftan & le Bengale,
dans le Sénégal, & dans l'intérieur
du continent d'Afrique, le long des
Côtes de Barbarie, à Tunis, à Tri-
poli, à Alger, enfin dans toutes les
Echelles du Levant. Ce ne fut qu'en
1713 que le Docteur Timoni donna
connoiffance à l'Europe de la maniere
d'inoculer pratiquée par la Vieille
Theffaliene, dans la Lettre qu'il écri-
vit à M. Wodward, Médecin de Londres, & par une differtation fur cette
matiere, dont les actes de Leipfick
donnerent l'extrait. Pylarini fit auffi
un traité fur l'inoculation en 1715.
Antoine le Duc, de Conftantinople,
foutint le premier dans l'Univerfité de
Leyde, qu'il falloit inoculer ; & fa
Thefe lui mérita les honneurs du
Doctorat. Cette pratique falutaire eût
cependant refté encore long - temps
entre les mains des Afiatiques & des
Africains, fi une Dame Angloife,
Lady Wortley Montague, qui avoit ac-
compagné fon mari dans fon Ambaf-
fade auprès de la Porte, n'avoit eu
le courage de faire inoculer fa fille,

lorfqu'elle fut de retour à Londres : M. Maitland fit cette opération ; elle réuffit ; & le nombre des inoculés devint très-confidérable. Ceci fe paffoit en 1721, temps que l'on peut regarder comme l'époque du triomphe de l'inoculation en Angleterre.

Elle n'avoit plus qu'un pas à faire pour être généralement adoptée ; il falloit que la famille Royale en éprouvât l'efficacité ; & l'occafion s'en préfenta bientôt. Une Princeffe de Brunf-wick ayant été attaquée de la petite vérole, fut réduite à la derniere extrêmité ; la feue Reine d'Angleterre, juftement allarmée du danger qui avoit menacé fon augufte fille, réfolut de fauver le refte de fes enfants par l'inoculation ; elle réuffit dans fon projet, & cet événement fit naître une foule d'écrits apologétiques de la nouvelle méthode, par les Médecins les plus fameux d'Angleterre. Elle paffa dans le nouveau monde : un Carme inocula dans la Guiane, en 1728 : un autre Miffionnaire l'imitoit aux environs de Rio-Negro.

C'eft *le fort des meilleures inftitutions d'être querellées & traverfées.* Deux Médecins obfcurs, & un miférable Phar-

macopole , ayant une fureur indélébile
de fe faire un nom , formerent une li-
gue offenfive contre l'inoculation ; ils
fabriquerent mille menfonges ; ils em-
ployerent , pour la décréditer , tout
ce que l'aftuce a de plus raffiné , & l'envie de plus dangereux ; ils s'embarraf-
ferent peu , d'être annoncés par la
trompette inférieure qu'on donne à
la renommée , pourvu qu'on parlât
d'eux : (eh! combien de gens font auffi
peu délicats.) Des Prédicateurs ache-
tés fe déchaînerent auffi contre la variole artificielle , & la firent prefque
oublier, depuis 1729, jufqu'en 1738.

Les fuccès que l'inoculation eut
dans la *Caroline*, la tirerent, enfin, de
l'état de difcrédit & d'oubli où elle pa-
roiffoit enfevelie à jamais : le Docteur
Kirpatrick fut fon Apôtre : 2000 perfonnes furent inoculées dans le Comté
de Midlefex , fans qu'il en périt une
feule , fi l'on en excepte deux femmes
enceintes, qui fe firent inoculer malgré leur Médecin. Des triomphes fi ra-
pides & fi conftants encouragerent le
Patriotifme : un Hôpital d'inoculation
fut établi à *Londres*, fous l'autorité du
Gouvernement, en faveur des pauvres
de la ville , & des habitants de la campagne :

pagne : l'Evêque de Vorchefter prononça un difcours éloquent fur la petite vérole artificielle, dans la même
chaire où l'infenfé Maffey avoit dit,
trente ans auparavant, que le *Diable
avoit greffé la petite vérole confluente fur
Job :* dans le même temps, on vit paroître une foule de bons ouvrages fur
l'inoculation ; on fe familiarifa toujours
plus avec elle. En 1755, les ennemis
de cette utile méthode tenterent encore de la faire rejetter, en répandant
dans le public des hiftoires fuppofées
d'Inoculés morts à *Londres :* le College
des Médecins de cette Ville détruifit
ces bruits chimériques par un décret,
qu'il rendit public. Enfin, parurent les
fameux Inoculateurs *Sutton*, en 1767:
ils inoculerent vingt mille enfants ; &
il n'en périt qu'un feul : ils faifoient
dépendre leurs fuccès de certains *arcanes*, dont le débit améliora bientôt
leur fortune ; mais cette reffource ar-
tificieufe des ames avides & des empy-
riques, a un peu obfcurci la gloire de
cette fameufe famille du Suffolck : le
Docteur *de Villiers* vient de découvrir
les formules dont on déroboit avec
tant de foin la connoiffance au public,
& de prouver que ces bols & ces pou-

dres n'influoient en rien fur la réuffite des inoculations.

Telle eft l'hiftoire abrégée de l'inoculation en *Angleterre.* Elle eut plus de peine à s'accréditer en *France*, malgré les efforts d'un Académicien célébre, & de plufieurs Auteurs eftimables : en 1717, le jeune *Boyer*, qui jouit enfuite d'une belle réputation à Paris, foutint une Thefe à *Montpellier* en faveur de l'inoculation : le Docteur *Cofte*, qui revenoit d'Angleterre, publia des détails qu'on ignoroit alors : les *Dodart*, les *Chirac*, *&c.*, les Médecins les mieux famés de ce temps, fe déclarerent pour la nouvelle découverte : elle eut pour protecteur M. le *Duc d'Orléans*, Régent du Royaume : tant que ce grand Prince vécut, les Anti-inoculateurs concentrerent leur animofité dans le filence de leur Cabinet ; mais fa mort leur rendit l'ufage de la voix ; on ne vit plus que des écrits contre la variole communiquée ; on traita l'infertion d'Art magique ; & on l'avoit prefqu'entiérement oubliée, lorfque M. *de la Condamine* ofa s'élever feul contre ces clameurs ; le mémoire qu'il lut à l'affemblée publique de l'Académie, le 24 avril 1754, fut le premier chant de victoire pour l'inoculation. En 1758, ce savant défenseur des Inoculateurs fit paroître un second mémoire, qui n'eut pas moins de succès que le premier : M. *Hosti* fut envoyé en Angleterre par le Gouvernement François, pour connoître, par lui-même, ce qui se passoit dans ce Royaume à l'égard de l'inoculation ; il en rapporta des détails satisfaisants : la Faculté de Paris reçut ordre de s'assembler, pour donner son avis ; & ce ne fut qu'en 1768, que sur les différents rapports du docte, de l'ingénieux *A. Petit*, cette Compagnie célébre opina pour *admettre* l'inoculation, décision qui parut d'autant plus singuliere aux Médecins *Elisiens*, que le Docteur *A. Petit* avoit éventré la matiere : au lieu d'avoir quelque ménagement pour les Anti-inoculateurs, la Faculté auroit dû conclure que l'inoculation étoit un moyen d'accroître la population, & qu'il falloit non-seulement l'admettre, mais l'ordonner, pour le bien de l'humanité. Les Médecins Genevois contribuerent aussi aux succès & aux progrès de l'inoculation ; la *Suisse* & tous les Royaumes du *Nord* l'adopterent.

On inoculoit cependant par toute la France, & prefque dans toutes les bonnes villes, fans que la réuffite foutenue de cette opération fit un grand éclat : les préjugés exiftoient toujours dans toute leur force, malgré ce que l'on difoit dans les Journaux Littéraires. Depuis quelques années, il n'y a eu que le Docteur *Gardanne* qui fe foit fpécialement attaché à publier les nouveaux triomphes de l'inoculation ; il a enfeigné dans fes Feuilles, dont la fanté publique eft l'objet, la méthode la plus fûre & la plus ufitée d'inoculer ; il nous a appris qu'un Berger de la Province de Devonshire, inocula, l'année derniere, 500 enfants, fans qu'il en périt un feul ; qu'une jeune payfanne, jaloufe de conferver fes attraits & fa fraîcheur, s'inocula elle-même, & réuffit au gré de fes defirs ; & que derniérement un refpectable Curé de Livonie apprit à fes Paroiffiens à inoculer leurs enfants.

Par tes fages confeils, mon cher *Richard*, l'inoculation vient d'éprouver parmi nous l'heureufe révolution qu'elle éprouva en Angleterre en 1721 ; & la France te devra déformais la confervation d'un million de Sujets. La méthode des *Sutton* t'a paru la plus sûre, pour donner la petite vérole sans suites fâcheuses : après toi, on doit s'en tenir aveuglément à cette pratique ; elle obvie à mille & mille accidents qui suivoient les incisions , tels que les longues suppurations des plaies, les abcès aux aines, & sous les aisselles, &c. Mais de quelque maniere qu'on inocule , on est toujours assuré de réussir, quand le sujet est bon , & lorsqu'on ne commet point d'imprudence dans le régime. Je pense même que l'inoculation est un moyen de rendre à des enfants débiles & délicats la santé & la vigueur, que des infirmités précédentes leur avoient ravies. Il est dangereux de droguer les Sujets attaqués de la petite vérole naturelle ; il est inutile de songer à faire des remedes à ceux qu'on inocule ; il ne faut que donner un purgatif léger vers la fin de la suppuration des pustules : mais en général , il suffit de tenir de près le malade dans le temps de l'éruption ; c'est le seul où la nature peut avoir besoin de secours. Je ne ferai qu'approuver ta conduite , tes vues & ta fermeté ; & je n'entrerai dans aucune digression sur le choix des trois mé-

thodes d'inoculer ; celle du véficatoire
eft prefque abandonnée ; celle des incifions eft encore affez fuivie, parce
qu'il eft plus aifé de conferver des
fils imbibés de pus variolique, que
d'avoir de la matiere fraîche toutes
les fois qu'on veut inoculer. J'aime
pourtant mieux l'opération Suttonniene ; &, je le répéte, elle eft la plus
fimple & la moins fujette à des inconvénients.

N'ayant eu en vue que de répandre
encore plus l'inoculation dans les provinces, & d'apprendre à tout le monde
que cette pratique eft conforme à ma
doctrine, & le feul moyen de prévenir
les ravages de la variole, je ne parlerai point de la maniere dont on doit
inoculer ; je renvoie les perfonnes
non-initiées dans l'Art, qui liront cette
Lettre, au Livre de mon Difciple *Gan-*
doger, & aux Feuilles de *Gardanne :*
l'Ouvrage de ce Gandoger eft un précis de tout ce qui a été écrit fur le fujet
que je traite ; il fera utile à tous ceux
qui le pofféderont ; c'eft-là un titre qui
lui a mérité mon eftime & mon affection.

Il te refte, mon cher *Richard*, à te
concerter avec les Archiatres *Lieu-*

taud & *Laſſone*, 1°. pour faire établir des Hôpitaux d'inoculation dans toutes les capitales des Provinces, & faire nommer par l'auguſte Monarque que tu as le bonheur d'approcher, des Médecins ſages, prudents & inſtruits, pour diriger ces Maiſons en ce qui concerne l'inoculation.

2°. Pour introduire une inſpection dans les Hôpitaux non-militaires, qui, très - ſouvent, ſont ravagés par des intrus dans l'art de guérir.

3°. Pour procurer une reforme ſalutaire dans l'exercice de la Médecine. Cet Art, auſſi ancien que le monde, eſt aujourd'hui la proie des gens les moins inſtruits, & la ſource la plus féconde de la dépopulation des Etats. Le ſage *Lieutaud* rendroit un important ſervice à l'humanité, s'il portoit au pied du Trône les juſtes plaintes des Médecins François, dont il eſt le protecteur né & le Chef. Je n'inſére dans cette Lettre aucun projet de reforme ; je laiſſe à ſon zele & à ſon génie de pourvoir à la gloire de ſa Profeſſion, & à la tranquillité de mes enfants.

Le Synode Médical Elyſéen te

falue par ma voix, mon cher filiatre : vis long-temps heureux, chéri des tiens, & honoré de l'affection de ton Prince.

HIPPOCRATE.

Aux Champs Elyfées, le 4 des Kalendes d'août, l'an du monde 5774.

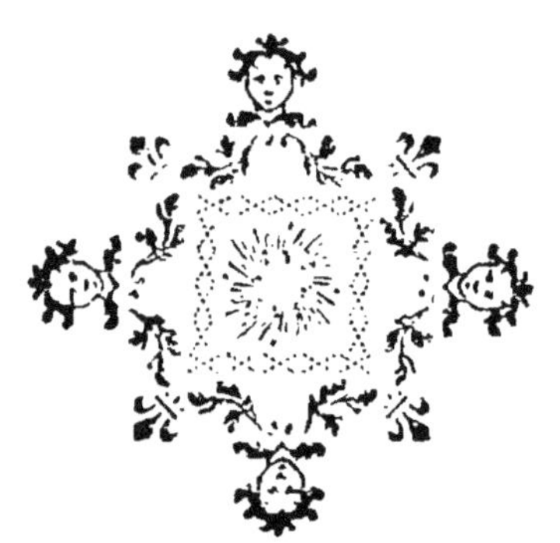

ARTICLE XVI.
De la Rougeole.

LA rougeole peut aussi être mise au nombre des maladies de l'enfance : & comme il régne des abus funestes au sujet de son traitement, nous croyons pouvoir insérer dans cet ouvrage quelques observations en faveur des peres & des meres qui ne se trouvent pas à portée des secours de l'Art.

Cette maladie a pour caractere principal, une éruption de petits boutons, semblables à des piqûres de puces, rudes au toucher, & qui tombent ensuite en petites écailles farineuses : ces petits boutons paroissent d'abord sur le front & sur le visage ; ils gagnent bientôt la poitrine, le ventre, & toutes les autres parties du corps.

Les préludes de la rougeole, sont une toux seche, l'éternument, le larmoyement, & la fievre, plus ou moins vive, selon que la maladie est de bonne ou de mauvaise qualité : les enfants malades vomissent quelquefois la veille du jour de l'éruption ; quel-

quelfois ce fymptome n'a point lieu,
comme j'ai eu lieu de l'obferver dans
une épidémie bénigne de cette nature,
qui régna l'année derniere dans ce
canton : le vomiffement, lorfqu'il furvient, ceffe quand les boutons font
fortis ; mais les autres fymptomes con-
tinuent jufqu'au fixieme jour : le huitieme, la maladie eft terminée ; mais
ce temps eft critique, comme je le dirai bientôt.

Autant la rougeole bénigne eft peu
à craindre, autant on a à redouter la
rougeole maligne. Ici l'éruption, au-
lieu de paroître le quatrieme jour, &
d'être paifible, eft difficile & laborieufe ; elle ne fe fait que du cinq au
fept, quelquefois avant le troifieme
jour : les fymptomes qui l'accompagnent font alarmants ; les épaules font
les premieres couvertes de boutons ;
le vifage en eft infecté le dernier ; leur
fortie eft précédée de friffons, de bail-
lements, de naufées, de vomiffement ;
le pouls eft lent & petit, la refpiration
fréquente ; les vertiges, la douleur de
tête, la preffion des hypocondres,
le foubrefaut des tendons, le délire,
la rougeur, l'humidité des yeux, la
pefanteur des paupieres, l'enroue-

ment, une toux incommode & violente, font tout autant de caracteres
qui annoncent la malignité de la maladie.

La rougeole eft dans fon état, quand
l'éruption eft faite ; mais la fievre fe
foutient jufqu'au defféchement des
boutons : quelquefois l'éruption difparoît ; & l'on voit bientôt furvenir
à fa place l'angine & la péripneumonie morbilleufe dont parle *Sydenham:*
quelquefois c'eft une diarrhée accompagnée de tranchées : d'autrefois l'é-
dématie, l'anafarque, ou une fievre
lente, qui mine, confume & détruit les
malades.

La rougeole ne peut être confon-
due avec la petite vérole, que par des
gens qui n'auront jamais vu cette maladie : fes caracteres diftinctifs ne fe
rencontrent jamais dans la petite vérole, à moins qu'il n'y ait complica-
tion ; ce qui rend le traitement de l'une
& de l'autre affez critique, pour exi-
ger la plus férieufe attention de la part
d'un Médecin.

Il eft des rougeoles fi bénignes, qu'à
peine retiennent-elles les enfants au lit,
pendant deux ou trois jours. Telle fut
celle qui régna au *Buis* l'année der-

niere : après avoir légérement préludé par l'abbattement du corps, le larmoyement, la toux, & quelquefois par le vomissement, la maladie étoit dans son état, l'éruption paroissoit, se fanoit & tomboit, sans fatiguer les enfants : quelques-uns vomissoient des vers ; car ces insectes sortent d'eux-mêmes, lorsqu'il s'en rencontre dans les premieres voies des malades rougeoleux. J'ai guéri tous ceux que je traitai, presque sans remedes : quand la toux étoit vive, je donnois le soir, deux gros, ou une once de sirop de Diacode, suivant l'âge du malade, dans la tisanne ordinaire ; je prescrivois douze ou quinze grains de mercure doux, que je faisois mêler dans une once de sirop de chicorée, lorsque je voyois des symptomes vermineux : mais je ne permettois qu'on fît sortir les malades, que vers le 15e. jour, après les avoir accoutumé à l'air par gradation : aucun ne périt, parce que j'abandonnai presque ce traitement aux ressources de la nature.

Une marche opposée est très-dangereuse. Méfiez-vous, meres prudentes, de ces gens qui ont toujours une formule à prescrire, qui ne parlent

que

que de faignées, de boiffons échauffantes, d'opiates, ou d'élixirs. La multitude des médicaments & les formules compliquées font les enfants de l'ignorance, difoit le Chancelier *Bacon*. Ce grand homme eût pu ajouter que ceux qui les prefcrivent avec une coupable profufion, font les miniftres de la mort.

La tifanne ordinaire des petits malades, doit être une infufion de fleurs de violettes & d'une pincée de fleurs de coquelicot. S'ils fe plaignent de mal de gorge, on les fait gargarifer avec le firop de mûres, ou le miel rofat, mêlé dans la tifanne. On baffine les yeux avec parties égales d'eau de rofe, de plantin & d'eau de riviere. Évitez les cordiaux & les fudorifiques; quoiqu'en dife le préjugé, ils n'entraînent que des malheurs. Si le malade, après s'être expofé aux impreffions de l'air, dans une faifon froide, fe plaignoit de mal au gofier, & d'oppreffion, il faudroit le faigner fur le champ, & réitérer cette opération, même dans l'âge le plus tendre, fi la premiere ne produifoit pas un effet tel qu'on pourroit le defirer : c'eft le confeil que donne *Sydenham;* confeil prudent, dont on ne connoît pas le prix dans l'ordre fubalterne des *guériffeurs*, qui n'ont d'autre talent que celui de favoir *guetter la pratique :* une faignée, dit cet Auteur, feroit plus efficace pour calmer la coqueluche des enfants, qu'on appelle *hooping-cough* en Angleterre, que les béchiques les plus vantés. On doit faigner auffi dans les cas de convulfions qui accompagnent la dentition le 9e. ou 10e. mois après la naiffance.

La péripneumonie qui furvient après la rougeole bénigne mal traitée, fait périr plus d'enfants, que la petite vérole elle-même, dit encore l'Auteur Anglois que je viens de citer, fi la faignée n'eft pratiquée dans le jour même où cet incident arrive. Un enfant de neuf ans eut une rougeole bénigne l'année derniere : il fut traité par un Marchand de drogues, qui n'ayant aucune connoiffance de la maladie, & fe contentant de penfer à garnir fon mémoire, ne recommanda aucune précaution aux parents de l'enfant : les puftules rubéoleufes tomboient déjà en écailles, & la maladie ayant parcouru tous fes temps, étoit fur fa fin, lorfque l'enfant s'expofa imprudemment à l'air libre ; il fe plaignit bientôt de

difficulté de refpirer , d'oppreffion &
de point de côté : le cas étoit urgent ;
mais l'illégitime guériffeur n'y fit d'attention, que pour avoir le prétexte de
droguer ; il s'oppofa abfolument à ce
qu'on appellât des fecours mieux indiqués , & conclut ce 8e. jour , lorfque tout étoit défefperé , qu'il falloit
faigner ce malade : l'enfant mourut le
lendemain victime de l'impéritie , &
de l'avidité. Cet exemple meriteroit
d'être infcrit en caracteres de fer,
dans toutes les familles, pour qu'elles
appriffent enfin à fe méfier des entre-
prifes d'une claffe d'hommes contre lef-
quels on ne fait point affez valoir la
févérité de la loi.

Il eft fouvent très-utile , dans la
rougeole maligne, de faire vomir les
malades , fur-tout les adultes : on les
purge enfuite ; & l'on donne les béchiques , fuivant le befoin & les circonftances. Les boutons fortent fouvent
après l'effet de l'émétique ; & les fymptomes fe calment alors. Les véfica-
toires & les fang-fues font quelquefois des merveilles : c'eft au Médecin à en prefcrire l'ufage , & à diriger
les malades pour le refte du traitement.

R ij

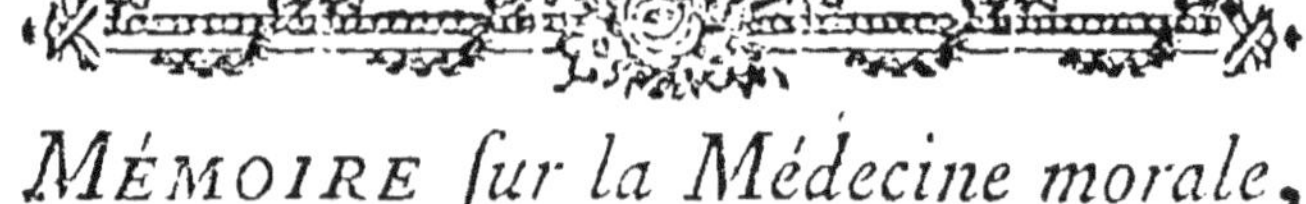

MÉMOIRE *sur la Médecine morale, & les secours qu'elle peut fournir aux Médecins.*

*Multi, fateor, ob repletiones, in morbos incidunt ;
sed multò plures ob animi pathemata . . . .
quorum plurimi longè alia cogitant, quàm stoma-
chum crapulâ & ebrietatibus quotidiè replere.*
   Baglivi, prax. med. c. XIV. §. I.

L'HOMME est formé de deux substances : c'est une vérité reçue dans
la bonne philosophie. Ces deux substances sont l'ame & le corps : celle-ci
est matérielle : l'autre est spirituelle.
L'ame est donc ce principe qui, dans
nous, sent qu'il pense, qu'il a des
idées, qu'il peut vouloir, ou ne pas
vouloir. L'existence de cet être pen-
sant, n'est point un problême, pour
qui veut raisonner avec sincérité :
ceux même qui la révoquent en doute,
avouent, par ce doute même, qu'il
est audedans d'eux un principe de
raisonnement ; & ce principe est l'ame :
l'incrédule se voit donc forcé de dire
avec la Fontaine ,

  » Sur tous les animaux, enfants du Créateur,
  » J'ai le don de penser, & je sais que je pense.

Aussi ne m'occuperai-je point, dans

ce Mémoire, à prouver l'exiſtence de l'ame : ces preuves doivent être ſuperflues dans le ſiecle du bon ſens.

Les deux ſubſtances qui compoſent notre être, ſont ſi intimément unies ; il régne tant d'harmonie entre les facultés de l'une & de l'autre, que ce qui affecte l'ame, affecte bientôt le corps, & que le corps ne peut recevoir quelqu'atteinte, ſans que l'ame en ſoit affligée.

Celle-ci eſt jalouſe de ſa félicité ; toutes ſes opérations tendent à ſe la procurer, à ſe l'aſſurer, ou à la perfectionner. Elle dépend, cette félicité, du bon état des organes corporels : *mens ſana in corpore ſano.* L'ame trouve-t-elle un objet digne de l'occuper ; y entrevoit-elle, à travers l'obſcurité des temps & des obſtacles, des motifs qui lui permettent un eſpoir flatteur ; elle embraſſe auſſi-tôt cette multitude de plaiſirs futurs ; elle s'attache à l'idée délicieuſe d'une jouiſſance prochaine ; & ſon action ſe précipite vers ce moment deſiré avec tant d'ardeur.

En effet, nous voyons, tous les jours, que l'ame trop fortement occupée d'un objet, néglige la conſervation du corps, & ne revient à lutter contre la diffolution dont il eft menacé, que lorfqu'elle a fait diverfion aux idées qui fixoient fon attention. On fait auffi que fi le corps fouffre, l'ame avertie du danger, fait tous fes efforts pour détruire le germe de la maladie qui dérangeoit les loix de l'économie animale.

Les nerfs font les organes par le moyen defquels l'ame reçoit les impreffions extérieures, & porte aux parties le mouvement & la vie : l'intégrité du tout nerveux eft donc néceffaire & indifpenfable, pour que les fonctions s'exécutent librement ; c'eft de cette intégrité que dépend le bonheur de l'ame, & la fanté du corps, qui ne peut être altérée, ou détruite, fans que l'ame, qui veille fans ceffe à fa confervation, n'en foit alarmée, & ne fe trouble. Cette vérité eft fi conftante, que les perfonnes qui difent avoir la fermeté la plus inébranlable, ne peuvent fupporter les fouffrances, & luttent, malgré eux, contre la mort : on a vu des Héros qui paroiffoient préparés à fupporter avec intrépidité les revers & les infirmités qu'ils n'avoient point encore éprouvé, ne pouvoir s'empêcher de trembler aux approches de la mort; & leur ame donnoit, dans ce moment terrible, des signes non équivoques de la peine que lui caufoit l'idée de fa féparation future d'avec le corps; preuve bien convaincante qu'elle faifoit confifter fa félicité dans fon union avec cette fubftance. Le foutien de cette harmonie entre l'être penfant, & le corps qu'il habite, n'eft pas hors de la portée des loix de la Médecine : le Médecin doit avoir autant de connoiffance des maladies de l'ame, que de celles du corps; habile à les difcerner, c'eft à fa fagacité à trouver des moyens çonvenables de guérifon dans les affections purement morales : *Un Médecin*, dit Fontenelle, *a auffi fouvent à faire à l'imagination de fes malades, qu'à leur poitrine, ou à leur foie; il faut favoir traiter cette imagination, qui demande des fpécifiques particuliers.* La pratique offre un grand nombre de cas où l'on croit les maladies corporelles, tandis que l'ame feule eft affectée : combien de filles attaquées de pâles couleurs, ne font dans cet état, que parce que leur cœur eft dévoré par un amour dont elles font obligées de concentrer la flamme; combien de perfonnes agitées des fureurs de la jalouſie, ou des ſoucis de l'ambition, tombent dans l'anorexie, ſont affligées d'indigeſtions, de diarrhée, de coliques, d'ardeur d'entrailles, &c., parce que leur ame eſt toute occupée à des objets étrangers à la conſervation du corps. La triſteſſe émouſſe les facultés de l'ame, obſcurcit le jugement, anéantit la raiſon, rend l'homme inſupportable à lui-même, & à la ſociété, jette le corps dans l'inertie, l'abattement., l'atrophie, le maraſme, & le précipite enfin dans la nuit du tombeau. Le chagrin, dit Salomon, deſſéche les os, & les ronge, comme un ver ronge des vêtements : *Triſtis animus exſiccat oſſa ; ſicut tinea veſtimentum, & vermis lignum, ità triſtitia in viro, nocet cordi*, Proverb.

La théorie des maux que les affections de l'ame peuvent faire naître, ſeroit faſtidieuſe & inutile ; il n'eſt pas même à préſumer qu'il y ait des doutes ſur la réalité de ces maux. La Médecine, dépouillée aujourd'hui des préjugés & des erreurs qui ont ralenti ſes progres pendant tant de ſiecles, réduite, parmi les Savants qui l'exercent, à ſa ſimplicité primitive, a banni de son sanctuaire, & les systêmes toujours dangereux au lit des malades, & l'appareil dégoûtant de la plus grande partie des préparations pharmaceutiques. Les Médecins s'appliquant enfin à épier la nature, à la seconder, & à prévenir ses besoins, ont reconnu qu'elle possédoit un trésor inépuisable de ressources, & savoit triompher, lorsqu'elle paroissoit vaincue. La connoissance de la psychologie est donc nécessaire au Médecin : il faut qu'il se plie quelquefois aux goûts même de ses malades, pour développer, avec adresse, les ressorts de leur ame ; qu'il en étudie les passions ; qu'il en connoisse les vices, & les foiblesses. A quels dangers n'exposeroit-on pas un homme dont la maladie ne seroit que morale, si on le soumettoit témérairement à un procédé curatoire que la nature abhorreroit ! Supposons ici un de ces cas assez ordinaires dans la société. Une femme a quelques chagrins domestiques ; elle perd l'appétit ; les digestions se troublent ; la diarrhée survient : le tempérament de la malade est robuste : elle est sensible à la moindre peine : la diarrhée n'est entretenue que par l'irritation des fibres in-

testinales ; & ses nerfs sont éréthisés :
si l'on débute, comme il n'est que trop
ordinaire, par purger la malade, on
augmente l'irritation des intestins, &
l'éréthisme du genre nerveux : la maladie devient sérieuse ; on accumule
remedes sur remedes : l'Art paroît en
défaut ; & la nature est prête à suc-
comber, si le Médecin ne sait discer-
ner les besoins moraux, des besoins
physiques. L'observation que je vais
rapporter, mettra ces assertions dans
tout leur jour : quoique je l'aie infé-
rée en note, dans ma traduction de la
nosologie, je crois qu'elle peut trouver place dans ce mémoire.

Ire. Ob-
serva-
tion.

Je fus consulté, à Paris, pour une
jeune femme de ma province, qui
étoit venue dans la capitale, pour avoir
part à une riche succession : à peine
cette paysanne eût-elle quitté ses
foyers, qu'elle desira de les revoir ;
la morosité s'empara de son ame ; elle
perdit l'appétit ; & arriva au terme de
son voyage, comme une personne
que l'on conduit dans les fers : vainement on chercha à la distraire ; les
beautés de Paris ne furent point capables de produire en elle cet effet : sa
santé s'altéra : pendant quelques jours

on donna beaucoup de remedes; mais comme on n'alloit point au but, ces remedes furent inutiles; & la maladie paroiſſant ſérieuſe, je fus appellé auprès de la malade : il ne me fut pas difficile de connoître la vraie cauſe du mal; je parlai à cette femme de ſon pays, de ſes enfants, de ſes troupeaux, de ſes champs; elle ſembloit renaître : je lui fis eſpérer qu'elle partiroit bientôt pour le Dauphiné; dèslors, il ne fut plus queſtion de noſtalgie : tout fut préparé pour ſon départ; elle quitta Paris, ſaine de corps & d'eſprit.

C'eſt dans des cas ſemblables à ceux que je viens de rapporter, que la Médecine morale peut elle ſeule opérer des guériſons qui paroiſſoient trèséloignées, & faire rentrer la nature dans tous ſes droits : mais qu'il eſt dangereux de prendre une autre route, & de vouloir s'obſtiner à combattre des ſymptomes, ſouvent imaginaires, de cacochylie, de ſaburre, de putridité, &c., qui ont pour cauſe unique & procatarctique, l'affection de l'être penſant par une paſſion quelconque!

„ *Felix qui potuit morborum noſcere cauſas.*

Les effets des maladies morales ſont

204

cependant fi terribles, dans certaines circonftances, qu'il eft impoffible de les faire ceffer fans recourir à des fecours phyfiques, fur-tout à l'égard des perfonnes du fexe qui étoient dans le temps de la menftruation lorfqu'elles ont été frappées d'une peur, *&c*, & des femmes en couche, ou qui nourriffent : les déviations du flux menftruel, du lait, des lochies, peuvent occafionner des accidents terribles. M. Maret, Chirurgien d'une réputation bien méritée, vit à Dijon, en 1764, une hydrophobie fpontanée, enfuite d'une fuppreffion de regles, qu'une affection de l'ame avoit déterminée. Une fervante, qu'un jeune libertin affaillit à plufieurs reprifes, & toujours vainement, à caufe de la réfiftance qu'on fit à fes efforts, fut le fujet de l'obfervation du favant Académicien déjà cité. J'ai vu un cas à-peu-près femblable ; & je fus affez heureux pour guérir la malade, par des moyens qui me reftoient feuls à tenter, après avoir vu échouer tous les autres.

2ᵉ. Obfervation.

La femme d'un Négociant accoucha, il y a dix-huit mois, d'une fille : cette progéniture ne fut point felon fes defirs ;

firs ; elle eût voulu un enfant mâle ; parce qu'elle favoit que fon mari fe réjouiroit de cette naiffance ; elle s'imagina donc avoir encouru fa difgrace, parce que l'événement n'avoit que trop répondu à fes craintes ; & fon efprit commença à s'aliéner : bientôt auffi elle fut agitée des fureurs de la jaloufie, & dévorée par le déplaifir qu'elle reffentoit de ce qu'une enfant du premier lit fut mife au couvent, pour y recevoir une éducation convenable : elle fe chagrina de plus en plus ; des foupçons imprudemment fuggérés fur un prétendu dérangement dans le commerce du Marchand, mirent le comble aux maux de cette infortunée : le lait que fes mamelles fourniffoient à fon nourriffon, commença à ne plus couler avec autant d'abondance ; cette rofée précieufe changea de route, & fe porta fur le cerveau ; la rougeur des yeux, la fixité de la vue, l'aliénation totale de l'efprit, le délire, &c. furent les fymptomes de cette métaftafe ; les difcours de la malade n'avoient plus aucun ordre ; on comprenoit cependant que fon ame étoit affectée d'idées de banqueroute & de jaloufie.

Mais ce qu'il y avoit de plus fingulier, c'eſt que cette femme répétoit, comm'un écho, les dernieres ſyllabes des mots qu'elle entendoit. Je fus appellé pour remédier à tant de maux ; ce fut le 27 décembre 1772 : la malade étoit aſſiſe ſur ſon lit, criant à pleine tête, & en idiôme du pays, *Eſpifanio fiou un pouor* (1) ; des hurlements affreux, une bouche béante & enflammée, une ſalive blanche & écumeuſe, que la malade lançoit fort loin, lorſqu'on lui préſentoit du bouillon, ou quelqu'autre liquide, le roidiſſement des membres, & les convulſions, ne me permirent pas de douter que je n'euſſe à traiter une hydrophobie ſpontanée.

La cauſe de la maladie étant connue, j'oſai promettre quelque ſuccès dans le traitement que j'allois commencer. Sur le champ j'ordonnai une ſaignée du pied, qui produiſit un peu de calme ; je fis avaler, de force, quelques cueillérées d'une potion calmante : la nuit fut peu orageuſe ; mais le délire ne ceſſa pas : le lendemain, ſur les cinq heures du matin, la fureur redoubla, les ſympto-

____

(1) *Eſpifanio* eſt une eſpece de *juron* parmi les femmes de ce pays ; c'eſt-à-dire, en françois, S^t. *Epifanie, je ſuis un porc.*

mes furent plus effrayants; il fallut lier la malade; elle fut enfuite plongée.dans un bain tiéde, où trois pay-fans robuftes avoient peine à l'affujettir; elle y refta une heure & demie, le matin, & auffi long-temps l'après diner: tout cela n'eut qu'un fuccès de peu de durée : cette méthode me paroiffant infuffifante & infruétueufe, je fis appliquer une ventoufe fur chaque épaule ; & quelque temps après, une troifieme à la nuque (1) : j'avois auffi fait préparer un bain froid, (la température de l'air étoit ce jour-là 2 janvier de l'année 1773, à un degré au-deffous du terme de la glace); on y affit la malade, afin qu'elle y fût plongée jufqu'au cou; & tandis qu'une domeftique lui jettoit brufquement, & de temps en temps, de l'eau de la baignoire contre la face, une autre tenoit fur fa tête, que j'avois fait rafer, une ferviette remplie de glace : cette dure opération ne fut terminée qu'au bout d'une demie heure : l'hydrophobe fortit du bain,

(1) Cette Ventoufe à la nuque fut fcarifiée; les fcarifications, & une efcarre que produifit fur les bords l'étoupe enflammée , rendirent une férofité abondante pendant dix jours. Le cerveau fe débarraffa par cet émonétoire.

s'élança, comm'un éclair, vers son lit, & avala bientôt un bouillon, avec moins de peine & de répugnance : le reste de la journée fut peu tumultueux: le lendemain à huit heures du matin, le bain froid fut encore ordonné ; la malade y resta trois quarts d'heure, la tête couverte de glace ; elle en sortit plus paisible ; il y eut un mieux marqué ; le bouillon fut pris avec moins d'aversion ; mais le délire, quoique plus foible, ne disparut point encore : enfin, le jour suivant je fis encore préparer un bain froid; mais ce fut le dernier ; la malade gémit beaucoup, disant qu'elle n'avoit pas mérité ce supplice ; sa pudeur s'allarma ; ses discours devinrent touchants ; elle reprit l'usage de sa raison, à très-peu de chose prés ; je la fis remettre dans son lit plutôt que les jours précédents ; & je remarquai qu'elle s'étoit prodigieusement vuidée dans son bain, dont l'eau salie & rendue noirâtre par les excréments, répandoit une odeur détestable : quelques lavements émollients entraînerent beaucoup de lait. Les secours moraux furent mis en usage, à la suite de ceux que je viens de détailler;

j'engageai le mari à redoubler ſes attentions & ſes careſſes auprès de ſon
épouſe, affligée de ſon indifférence :
& j'eus la ſatisfaction de diſſiper un
orage, qui ſembloit ne devoir finir
qu'avec la vie de celle en qui les paſſions de l'ame l'avoient excité.

Il eſt très-eſſentiel à un Médecin
de s'attacher à connoître les diſpo-
ſitions de l'ame des malades, afin de
faire éclore à propos l'eſpérance dans
un cœur accablé par le déſeſpoir :
il faut ſavoir diſſiper la triſteſſe &
l'ennui par une heureuſe diverſion
aux idées ; ici flatter, là parler avec
fermeté, ailleurs conſoler, diſtraire ;
en un mot oppoſer habilement aux
paſſions, des affections contraires, &
toujours éloigner de l'eſprit du malade ce qui peut exciter en lui des
idées ſiniſtres (1). On a vu des amants
cataleptiques reprendre l'uſage de la
raiſon & des ſens à la vue d'une
maîtreſſe chérie ; des meres éplorées
échapper au trépas, lorſqu'un fils,
tendrement aimé, étoit rendu à leurs

____

(1) *Cor lætum benè facit medicinæ ; tunc enim
medicamentum proficit & juvat, dùm alacri animo
eſt qui illud excipit.* Bardus, med. politic.

Cura viſceribus ſpina eſt, atque illa pungit. Hip-
pocrates, lib. 11 de morbis.

S üj

vœux ; des femmes en travail, épui-
sées par des douleurs inutiles, accoucher heureusement en apprenant une
nouvelle satisfaisante ; des hommes
périr ensuite d'une colere, ou d'une
peur (1). On trouve dans les Auteurs
une infinité de traits qui prouvent
combien les vives passions de l'ame
peuvent jetter de trouble & de désordre dans l'économie animale : Tul-
pius, Forestus, Bartolin, Valeriola,
Manget, &c., ont vu des accidents
très-graves produits par l'amour : Pa-
naroli, célébre Médecin à Rome, a
observé que beaucoup de jeunes filles
atteintes de chlorose, étoient vainement assujetties aux remedes, & que
le mariage seul dissipant leur douleur
& leur déplaisance, rétablissoit leur
santé. Et si j'ose joindre mon témoi-
gnage à des autorités aussi respectables, je dirai que je fus témoin il y
a peu de temps des effets singuliers
de l'érotomanie : un Paysan d'un Vil-

(1) Rien ne dispose plus à recevoir le miasme
pestilentiel, ou une contagion quelconque & régnante,
que la frayeur & le découragement. Quoique le
tremblement de terre qui arriva à Rome en 1703,
n'eût aucune suite fâcheuse, un grand nombre de
personnes fut atteint de fievres ; les maladies déjà
existentes devinrent plus sérieuses ; & plusieurs femmes grosses firent des fausses couches. *Baglivi.*

lage voisin du *Buis* étoit amoureux
de sa domestique ; comme ce commerce l'éloignoit d'un mariage qui
pût répondre à sa fortune, ses parents
obligerent la fille à se retirer ; le jeune
homme devint fou ; il répétoit sans
cesse le nom de sa bien-aimée, vous-
loit attenter à ses jours, & se déroboit
souvent la nuit à la vigilance de ses
surveillants pour aller gravir des mon-
tagnes escarpées qui le séparoient de
l'objet de sa tendresse : on me pria,
la seconde fête de Pâques de l'année 1774, d'aller le voir ; il étoit
étroitement garroté, & menaçoit
tous ceux qui se trouvoient auprès
de lui : je commençai par le plaindre ;
il s'adoucit : je feignis ensuite d'avoir
à lui parler de la part de la fille ; dès
ce moment j'eus toute sa confiance ;
il fut saigné du pied, pour plaire à sa
belle ; & se soumit à tout ce que j'ordonnai : ce riche Paysan est aujour-
d'hui dans un état à ne plus inquiéter
ses parents. Il n'est point de pays
qui ne pût fournir des anecdotes en
ce genre.

Il est assez difficile quelquefois de
remédier aux ardeurs d'un amour violent, & de prévenir les atteintes que

cette paffion porte à la fanté. Le Taffe devint fou par trop d'amour. Ce fentiment délicieux & tendre, dont l'homme fage & tranquille eft feul capable de goûter les douceurs, fans en redouter les amertumes & les difgraces, ne conduit-il pas tous les jours au tombeau, par des routes différentes, des perfonnes douées de la meilleure conftitution (1), & qui fe voyent bientôt moiffonnées au midi de leurs années, ou trainent une vie tiffue d'infirmités & de douleurs. Il eft peu d'Erafiftrates, moins encore de Seleucus (2).

Les calmans moraux opérent fouvent des effets admirables : tout le monde fait, par expérience, que la mufique porte dans l'ame, tantôt les impreffions de la douleur, tantôt les agitations de la crainte, tantôt les émotions de la volupté : les Suiffes défendirent autrefois, fous peine de la vie, aux Muficiens de leurs trou-

(1) *Non folùm in animum impetum facit amor ; verùm & in corpus fæpè numero tyrannidem exercet, vigiliis, curis, macie, dolore, tabitudine, & mille affectibus lethalem noxam inferentibus, corpus vexat.* Plato.

(2) Voyez auffi mon Dictionnaire de Médec. &c., tom. 2., art. *Erotomanie.* Erafiftrate, fameux Médecin, étoit petit-fils d'Ariftote : il découvrit habilement qu'Antiochus Soter étoit amoureux de fa belle-mere Stratonice ; & fut, avec adreffe, guérir radicalement ce Prince.

pes , de jouer fur leurs inftruments un air appellé *Ran des vaches* , qui portoit les foldats à la défertion, en faifant naître dans leurs cœurs un defir véhément de revoir leur patrie : S^{te}. Colombe fit tomber en foibleffe un homme qui lui entendit jouer une farabande de fa compofition. Claudin le jeune, Muficien d'Henri III, fe trouvant aux nôces du Duc de Joyeufe, fit chanter un air qui porta un gentilhomme à mettre l'épée à la main ; Claudin l'appaifa en faifant chanter un autre air ; le premier air étoit du mode Phrygien ; le fecond, du mode Ionique, avec lequel Timothée opéra la même chofe fur Alexandre (Vie d'Appollonius, liv. 1 , pag. 282) : Afclépiades & Démocrates guériffoient les maniaques, par le moyen de certains accords : Pindare & Galien recouroient fouvent à la mufique, pour foulager leurs malades : un Profeffeur tourmenté par des douleurs de goutte, ne connoiffoit pas d'autre remede à fes maux, s'il faut en croire Pechlin.

La mufique, enfin, étoit dans le fiecle dernier, le remede fpécifique contre la danfe de S^t. Vit , & la maladie que l'on attribuoit fouvent avec légereté à la morfure de la tarentule.

On ne s'attache point affez à la Médecine morale : il eft des gens que l'on foulageroit plus efficacement, dans certains cas, en leur parlant de leur métier, ou profeffion, qu'en leur faifant avaler les préparations pharmaceutiques les plus exquifes. Un Orateur goutteux, ou rhumatique, fe délecteroit, & oublieroit fes maux à la lecture des panégyriques de Fléchier ou de Boffuet, d'un éloge de Thomas, d'un plaidoyer où Gerbier & l'E. gouvé (1) auroient déployé les graces de leur ftyle, & Linguet (2) la véhémence de fa diction : un Poëte pourroit-il refufer toute fon attention, & ne pas perdre de vue fa conftitution goutteufe, quand il liroit, ou fe feroit lire les Odes Sacrées de Rouffeau, le Paffage du Rhin de Boileau, la Mérope de Voltaire, &c. ? Ne feroit-il pas auffi glorieux pour le Médecin de guérir fans donner des remedes, qu'en procurant à un Apothicaire des moyens de groffir fes mémoires ? M^{de}.

(1) Fameux Avocats au Parlement de Paris, l'honneur & l'ornement du Barreau.

(2) Autre Avocat, célebre par la rapidité & la chaleur de fes expreffions, autant que par les caufes étonnantes qu'il a défendues.

la Duchesse du Maine disoit à la Mothe, Poëte du siecle de Louis XIV, que la violence des douleurs qu'elle souffroit ne cédoit qu'à la lecture de ses vers.

On ne peut cependant se dissimuler que le préjugé n'est guere, du moins parmi le peuple, pour la Médecine morale : on n'estime en certains endroits un Médecin, que lorsqu'il prescrit de longues formules ; on ne l'appelleroit point, s'il n'ordonnoit que des choses communes. Mais il n'est pas impossible de détruire bientôt ce fatal préjugé : les Médecins n'ont qu'à vouloir. L'art & l'humanité y gagneront. Déjà les plus savants Praticiens, convaincus de la nécessité d'une telle révolution dans la science la plus utile aux hommes, l'ont annoncé comme prochaine : & nous voyons déjà l'aurore des beaux jours de la Médecine : les Bordeu, les A. Petit, les la Mure, les Bartès, les Maret, &c., exercent leur profession avec la noblesse, le désintéressement & le naturel qui caractérisoient la Médecine d'Hippocrate.

C'est par la simplicité de leurs formules, autant que par la modestie dans les succès, que les vrais Médecins se distingueront toujours de ces êtres ignares & méprisables, qui glanant dans un sol étranger, pour-chaffent la confiance publique, à force de baffeffes & d'importunités. Une for-mule morale feroit autant d'honneur à celui qui la prefcriroit, qu'un ca-talogue souvent informe, très-souvent mal conçu de drogues incendiaires & déléteres. Un temps viendra peut-être que lés Médecins plus générale-ment convaincus de ces vérités, & obligés, par état, d'être Philofophes, s'adonneront avec plus de foin à la connoiffance des maladies de l'ame : & cette étude devenant indifpenfable pour obtenir les prérogatives atta-chées à la Pourpre Doctorale, on ne tarderoit pas à en reffentir les heu-reux effets. Un Profeffeur de Pfy-chologie, & de Médecine morale, ne feroit pas inutile dans les Univerfités.

F I N.

Approbation du Cenfeur Royal.

J'ai lu, par ordre de Monfeigneur le Chancelier, un manufcrit intitulé : *Le Cri de la Nature en faveur des enfants nouveaux nés.* Il ne contient rien qui puiffe en empêcher l'impreffion. A Paris, ce 9 avril 1772.
MISSA.